認知療法・認知行動療法
治療者用マニュアルガイド

著
大野　裕

協力
藤澤大介、中川敦夫、菊地俊暁、佐渡充洋、田島美幸
慶應義塾大学認知療法・認知行動療法研究会

星　和　書　店

Seiwa Shoten Publishers

2-5 Kamitakaido 1-Chome
Suginamiku Tokyo 168-0074, Japan

Learning of Cognitive Therapy of Depression

by
Yutaka Ono, M.D., Ph.D.
with
Daisuke Fujisawa, M.D., Ph.D.
Atsuo Nakagawa, M.D., Ph.D.
Toshiaki Kikuchi, M.D., Ph.D.
Mitsuhiro Sado, M.D., Ph.D.
Miyuki Tajima, M.S.
&
Keio University Cognitive Therapy/Cognitive Behavioral Therapy Group

序

本書は、厚生労働省こころの健康科学「精神療法の実施と有効性に関する研究」研究班作成の治療者用マニュアルに準拠しながら、認知療法・認知行動療法の基本的なアプローチについて解説したものである。治療者用マニュアル、患者用資料等の関連資材は、厚生労働省のホームページ（http://www.mhlw.go.jp/bunya/shougaihoken/kokoro/index.html）からダウンロード可能であるが、これらは、慶應義塾大学認知療法・認知行動療法研究会の藤澤大介を中心に、中川敦夫、菊地俊暁、佐渡充洋、田島美幸、宗未来をはじめとする、多くのメンバーが知恵を出し合って作成したものである。

その過程では、認知療法の最初の効果研究で使用された治療マニュアルであるアーロン・ベック他著『うつ病の認知療法・認知行動療法』（岩崎学術出版社）や、アメリカ精神医学会のレジデント教育用教材であるジェシー・ライト他著『認知行動療法トレーニングブック』（医学書院）など、多くの著作や論文を参考にした。

私たちは、前述した厚労科学研究のなかで、この治療者用マニュアルを使ってうつ病に対する認知療法・認知行動療法を行って、その効果の検証を行った。その結果、薬物療法中心の通常治療に十分な反応が得られていない患者に認知療法・認知行動療法を追加することによって、うつ病が改善することを実証した。そうした研究の成果は、他の内外の研究の成果とともに、認知療法・認知行動療法の効果を裏づけることになり、平成22年度から認知療法・認知行動療法が医療保険の対象として認められることにつながった。

しかしその一方で、わが国では、適切な認知療法・認知行動療法を提供できる専門家が少ないことが問題とされ、専門家の養成が急務となっている。そこで、私たちは、専門家養成の一助となることを願って、研究班の治療者用マニュアルをさらに詳しく解説した本書を刊行することにした。本書の執筆はすべて私（大野）が担当しており、本書の文責は私にあると考えているが、その内容は、慶應義塾大学認知療法・認知行動療法研究会のメンバーが、研究会や事例検討会、研修会で行った議論に大きく依拠している。

私が認知療法のスーパービジョンを受けたコーネル大学から、ベックのクリニックがあるペンシルベニア大学に移ることを決めたとき、アーロン・ベックは「肌で体験すること」の大切さを強調した。それはいかにもベックらしい発想で、この「肌で体験すること」の大切さを患者に伝えるところに認知療法・認知行動療法の真骨頂があると、私は考えている。その意味で、読者の皆様が本書を利用しながら認知療法・認知行動療法を実践し、その効用を肌で感じていただきたいと思うし、そのとき同時に、こころの悩みを持つ人たちに認知療法・認知行動療法の効果を肌を通して伝えていただきたいと願っている。

私たち自身がまだ勉強中の立場にあることから、本書も内容的に不十分な部分が多いとは思うが、本書を通してわが国の認知療法・認知行動療法の発展にいくらかでも寄与することができれば、私たちにとっては望外の喜びである。

大野　裕

目　次

付録

1 はじめに

認知療法（cognitive therapy）・認知行動療法（cognitive behavior therapy）とは、人間の気分や行動が認知のあり方（ものの考え方や受け取り方）の影響を受けるという理解に基づいて、認知の偏りを修正し、問題解決を手助けすることによって精神疾患を治療することを目的とした短期の構造化された精神療法である。認知療法と認知行動療法の違いについて、学問的な議論はあるが、わが国で臨床を行う場合にはほぼ同じものと考えて差し支えない。

医学領域における治療的アプローチとしての認知療法・認知行動療法は、1970年代に米国のアーロン・T・ベックがうつ病に対する精神療法として開発したものである。その後、認知療法・認知行動療法は、うつ病や双極性障害をはじめとする気分障害はもちろんのこと、不安障害や身体表現性障害、ストレス関連障害、パーソナリティ障害、摂食障害（神経性大食症）、統合失調症などの精神疾患に対する治療効果と再発予防効果を裏づける優秀なエビデンスが多く報告されてきたことから、欧米を中心に世界的に広く使用されるようになっている。また、精神疾患以外でも、日常のストレス対処、夫婦問題、司法や教育場面、などその適用範囲は広がりを見せている。

わが国では、認知療法・認知行動療法は、とくに1980年代後半から注目されるようになってきた。それとともに、わが国での治療効果の検証も進み、厚生労働科学研究費補助金（こころの健康科学研究事業）「精神療法の実施方法と有効性に関する研究」をはじめとした研究でその効果のエビデンスが積み重ねられてきている。その結果、専門家のみならず、ユーザーの関心が高まったこともあって、2010年4月から診療報酬の対象として収載された。

認知療法・認知行動療法の背景

認知療法・認知行動療法は、近年発達してきた情報処理モデルないしは認知モデルを基盤にした病態を説明するための仮説（explanatory model）に基づいて治療を進めていく。その点で、病因に関する理論モデル（causal or etiological model）とは異なるものである。

人間が、現実世界をありのままにではなく、その人なりのフィルターを通して受け取っているということは、ギリシア時代のストア学派がすでに指摘していることである。私たちはそれぞれ、自分を取り巻く世界からの情報を、そして自分の内部から発せられる刺激を選択的に知覚し、必要な場合には、過去の記憶も参考にしながら判断を下し、将来を予測する。そしてこの体験は、短期記憶として、さらには長期記憶として個々人のデータベースに保存され、必要に応じて呼び出されることになる。

なかでもうつ病性障害の患者は希望を失い、自分の価値を疑い、罪悪感を抱くなどの悲観的な考え方をする傾向が強い。このことは臨床的によく知られた事実であったにもかかわらず、それが精神科治療で本格的に利用されるようになったのは、アーロン・T・ベックが抑うつ状態と歪曲された認知過程／思考過程（distorted cognition/thinking）、とくに彼が否定的認知の3徴（negative cognitive triad）と呼ぶ自己、世界、将来の3領域における悲観的な考えとの関係を明らかにしてからのことである。

アーロン・T・ベックによれば、うつ病性障害の患者は、①「集中できないし、物覚えも悪くなった。だから自分はダメな人間だ」（自分に対する否定的な考え）、②「こんなつまらない人間とつきあいたいと思う人なんていないだろう」（周囲に対する否定的な考え）、③「このつらい気持ちは一生続いて絶対に楽になんてならない」（将来に対する否定的な考え）といった考えに支配されていることを明らかにした。

その際、こうした患者の考えが事実であるかどうかは問題ではない。臨床的には、患者が自分の意識の中に作り出している患者固有の現実が重要であり、それによって患者の情緒状態が左右されるのである。

こうした否定的認知の影響を受けると、行動にも変化が生じてくる。それは、①活動量が減少して引きこもるようになり、喜びや達成感を体験することが少なくなる、②しなくてはならないことを先延ばしするようになる（ぐずぐず主義）、③問題から回避するようになり、飲酒やネットサーフィンなど他の事柄に熱中するようになる、④適切なコミュニケーション手段がとれなくなり、援助希求をしなくなったり、うまく人と交流できなくなったりする、などである。

アーロン・T・ベックは、こうした認知の歪みに焦点を当てて、それを修正することで抑うつ患者を治療することを考えた。そして、これまでの伝統的な治療法の欠点を批判しながらもその長所を巧みに取り入れて、一種の統合的精神療法を作り上げていった。

たとえば、患者の状態像を現象的に把握し、問題点を整理する場合には、伝統的な精神神経医学の記述論的視点を重視する。治療関係を形成し、維持していくうえでは、カール・ロジャーズのクライエント中心療法などいわゆるヒューマニスティックな態度を取る。つまり、患者の持っている力を信じ、患者のありのままを温かく取り入れるのである。

さらに、認知の歪みを同定し修正していく段階では、精神分析的な手法の影響も受けている。とくに、前意識（もしくは無意識）を意識化することによって患者の自分自身に対する理解を深めるいわゆる「局所論モデル」や、繰り返される特徴的な行動に焦点を当てて心的理解を深める「反復強迫」などの概念が、認知療法モデルに影響を与えていると考えられる。

うつ状態にある患者の引きこもり傾向や不安状態の患者の回避傾向を、行動を通して変化させ認知の変換をはかるプロセスでは、認知的技法に加えて、様々な行動療法技法が用いられる。たとえばそれは、段階的な行動課題の設定（graded task assignment）や日常活動記録表（daily activity schedule）、系統的脱感作、漸進的弛緩訓練法などである。

認知療法・認知行動療法の基本モデル

私たちは、自分が置かれている状況を絶えず主観的に判断し続けている。これは、半ば自動的に行われていて、そのために毎日大きな問題なく生活できている。しかし、強いストレスを受けるなど特別な状況下では非適応的な反応を示すようになる。つまり、抑うつ感や不安感が強まり、非適応的な行動をとるようになり、さらに認知が偏(かたよ)ることになるのである。

認知療法・認知行動療法では、自動思考と呼ばれる、気持ちが大きく動揺したような状況で自然にそして自動的に湧き起こってくる思考やイメージに注目して治療を進めることによって、認知の偏りを修正しながら、気持ちを軽くし、問題に適切に対処できるように手助けしていく。その全体的な流れは、①問題点を洗い出して治療方針を立てる、②日常活動記録表を用いて達成感や楽しみを感じられる活動を増やしながら、自動思考に焦点を当て認知の歪みを修正する、③より心の奥底にあるスキーマに焦点を当てる、④治療終結、となる。

ただ、そこで注意しなくてはならないのは、認知療法・認知行動療法が、一般の人たちがよく言うような、マイナス思考をプラス思考にするというものではないという点である。こうした一般心理学で言われるようなプラス思考に偏りすぎると、不十分で改善することが望ましい側面にまで目が向かなくなってしまう可能性がある。

認知療法・認知行動療法では、プラスであろうとマイナスであろうと、極端な考え方は問題が大きいと考え、プラスとマイナスの両面に目を向けるバランスのよい考え方ができるようになることを重視する。つまり、患者が自分の思い込みの世界から自由になって、現実に目を向けながら、自分を再評価し、問題を解決していけるように手助けするのである。

認知療法・認知行動療法は、個人で行われることも集団で行われることもあるが、私たちの研究班のマニュアルは個人を対象に行うためのものである。このように個人で行う場合には、プライベートな内容まで踏み込んで話をして、その人にあった対応を考えることができるという利点がある。一方、集団で行う場合には、同じように悩みを持って集団に参加している他の人の意見を参考にできるという利点がある。

また最近は、巻末付録1（119頁）で紹介したコンピュータを利用した認知療法・認知行動療法も開発されており、面接時間を減らしながら対面法に匹敵する効果が得られるとして注目されている。

思考―気分―行動の悪循環

思考（認知）と気分や行動の関係について次に説明をする。私たちは、自分にとって大切なものを失ったと思えば悲しくなるし、自分では対処できないほどの危険が迫っていると判断すれば不安や恐怖を感じる。不当な仕打ちをされたと思えば腹が立つ。逆に、自分にとって良いことが起こったと考えれば、嬉しくなる。

例として、会合で知人を見つけてあいさつをしようとしたが、その人が、そのまま通り過ぎていってしまったという場面を想定してみよう。

そのときに、「だれも自分のことなど気にかけてくれないんだ」と考えたり、「あの人は自分のことが嫌いになったんだ」と考えたりすると、悲しくなる。その人との関係を失ったと考えて悲しくなったのである。つまり、悲しみ、うつといった感情は、喪失という認知と関係している。ちなみに、うつ病の精神療法として認知療法・認知行動療法と同じように効果があるというエビデンスの多い対人関係療法も喪失を重視している点では、同様の理解にたっていると考えられる。

喪失感のためにうつ的傾向が強くなると、行動にも変化が出てきて、引きこもりがちになってくる。自分の世界に閉じこもりがちになって、「自分はダメな人間だ、どうせ自分のことなど誰も良くは思ってくれていないんだ」と、悲観的に考えるようになってくるのである。

このようにして、認知が気分に、さらには行動に影響を与え、またその行動のために悲観的な認知が強まるという悪循環が始まることになる。しかも、自分の世界に閉じこもりがちになることで、最初は頭の中で考えていた喪失体験が現実化してきてしまう。外に出ていかなくなって人と会う機会が減ってくると、現実場面でも喪失を体験するようになる。自分から連絡しないでいるのに、「誰からも連絡がないのは、自分のことが嫌いだからだ」と決めつけるようになり、ますます哀しい気持ちが強くなる。そしてさらに引きこもる。こうした思考と気分、行動の悪循環のためにますます状況が悪化していくことになるのである（図 1–1）。

不安は、危険という認知と関係している。つまり、危険性の過大評価と、自分の力および周囲からの支援の過小評価によって不安が生まれてくる。相手があいさつを返さないまま通り過ぎていったという同じ場面

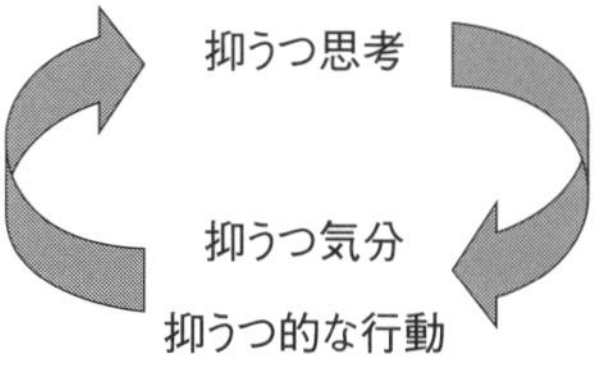

図 1-1 うつ状態の心のしくみ（うつ病スパイラル）
J・ライト他『認知行動療法トレーニングブック』（医学書院）

でも、「あの人を何か怒らせるようなことをしたのだろうか」と考えると、不安になる。相手の人との関係が危険な状態になっていると考えて不安になるのである。そのときに、自分で何とか対処できると考えられれば少し楽になるが、それだけの力が自分にない、まわりからの手助けが期待できない、と考えると不安な気持ちはさらに強くなる。

不安が強くなると、回避行動や過剰なコントロールなどの安全確保行動が見られるようになる。不安な場所、不安な人を避けるようになる。「怒られるかもしれない」と考えると、その人と会わないようにする。それは自分を守ろうという行動で、安全確保行動ないしは安全行動と呼ばれているが、それによって不安が和らぐことはなく、逆に不安が強まってくる。回避していたのでは、どの程度危険なのか、自分の力がどの程度のものか、周囲からの支援がどのくらい期待できるのか、といった具体的な情報を得ることができなくなるからである。

人前で話すのが苦手な人は、そうした場面を避けるようになる。そのように避けていると、人前で話すのは危険だという認知は修正できないし、「ああ、やっぱり自分にはできないんだ」とできない自分が目に入って、自信をなくしてくる。その結果、ますます苦手な場面を避けるようになり、不安が続くことになる。

そうした人は、どうしても人前で話をしなくてはならなくなると、メモに目を落としたまま棒読みしてしまうことがある。そうすると心のこもった話ができず、「やはりダメだった」と考えて、さらに自信をなくしてしまう。

怒りは、不当だという認知と関係している。「あいさつぐらいしてくれてもよいのに、ひどい人だ」と考えると、腹が立つ。腹が立って、それを直接ぶつけると、相手もそれに反応して反撃してくる。直接怒りをぶつけなくても、腹立たしさは態度や言葉の端々に表れ、それに対して相手が怒りで反応する。

相手は、何で腹を立てているのかわからない。相手の人が本当に腹を立てている場合であれば、自分の態度のためだろうかと考えるかもしれないが、そうでなければ、なぜ怒っているのかまったくわからない。そうした状況で、一方的に怒りの感情を向けられると、何で怒られないといけないのだろうと考えて、腹立たしく思うだろう。

そうした相手の態度が目に入ると、さらに腹が立ってくる。「自分を無視していて、その態度はないだろう」と考えるからだ。自分は「あいさつもしないでいて、その態度は何だ」と考え、相手は「だって、あいさつしないといっても、気がつかなかったのだから仕方がないじゃないか」と考え、怒りの応酬が生じてくる。

怒りは怒りを呼ぶというのは、人間関係の基本的な反応パターンだ(95頁参照)。ここでも、思考—気分—行動の悪循環が起きている。

認知の修正

ここまで、うつ、不安、怒りという3つの主要な気分と認知の関係についてみてきたが、出発点は、会合で知人を見つけてあいさつをしようとした場面だった。相手の人がそのまま通り過ぎていってしまったという同じ場面でも、そのときの考え方次第で、気持ちや行動がこれだけ大きく変わってくることがわかる。

そのときに大事になるのは、一歩足を踏み出して現実を見ようとする心の姿勢である。問題解決のためには、閉じこもらないで、回避しないで、攻撃しないで、まず何が起きているか確認する。相手の人は、意図的にあいさつを返そうとしなかったのではなく、約束の時間に遅れそうになって慌てていたのかもしれない。別のことに気をとられていたのかもしれない。そのために、自分に気づいていなかった可能性もある。そのことがわかれば、そんなに動揺することはないだろう。

相手に確認してみれば、「ああ、ごめん、ごめん。ちょっと急いでいたので気がつかなかったのだ」と言われることだってある。そうすると、「何だ、勘違いだったのか」とわかって、ほっとできる。この気づきが、認知療法・認知行動療法でいう認知の修正である。

ただ、患者が自分が嫌われていると言ったときに、治療者がすぐに、「そんなことはないよ」と患者の考えを否定することは、避けなくてはならない。その人の良さがわかっていればいるほど、「そんなことはない」と言いたくなる。しかし、悩んでいる人にとっては、自分が嫌われているということが真実なのである。その思いを否定されると、その人は、自分自身が否定されたように感じる。そうすると治療関係が不安定になる。したがって、「とてもつらいんですね」とまずはその人の思いを受け止めることから治療を始めるようにする。

一方、本人の心配が当たっている可能性もある。相手から嫌われていることも、相手が怒っていることもありうる。しかし、もしそうだとしても、その問題の大きさが、想像したように大きいものかどうかは、確認するまでわからない。事実がどうなのかは、確認するまでわからないのである。もし仮に、患者が心配していることが事実だったとしても、その状況を改善する方向に話を進めていくことができる。問題解決の方に一歩進むことができるのである。

予想と違っていれば安心できるし、予想が当たっていたとしても解決に向けて進むことができる。良くないことが起こりようのない状況だ。

そうはいっても、良くない予想が現実だとわかるのは、患者にとっては怖くつらいことでもある。そのときの傷つきが怖いと考えるのは、自然な心の動きだ。しかし、現実に目を向けなければ、もっとつらくなるし、つらさがずっと続く。そのことを患者に説明して、一歩足を踏み出せるように手助けするのも、治療者の役割だ。

「たしかにつらいと思いますが、このままではもっとつらくなります。私もお手伝いさせていただきますから、一緒に現実を見ていきましょう」と声をかけて、治療者は患者を力づける。ここでは治療者が一緒にいてくれると患者が思えることが大事であり、治療者が患者の応援団だと言われるのもそのためである。

その一方で、治療者はコーチだとも言われる。治療者は、単に患者を励まし応援するだけでなく、具体的にどのようにすれば患者が持っている力を最大限に発揮できるかを専門家として十分に理解したうえで、適切な形で手助けをしていくからである。単に話を聞くだけであれば、信頼できる家族や友達がいればよいが、患者の中にはそのように頼れる人がいない場合も少なくない。また、治療者が家族や友達のように話に耳を傾けることにも意味はあるが、それ以上の支援ができる専門的スキルを持つことは、それ以上に重要である。

このように、患者と治療者が力を合わせて科学者のように現実に目を向け、自動思考と現実を突きあわせてバランスよく考えていけるように手助けする治療者の姿勢を、協同的経験主義（collaborative empiricism）と呼ぶ。

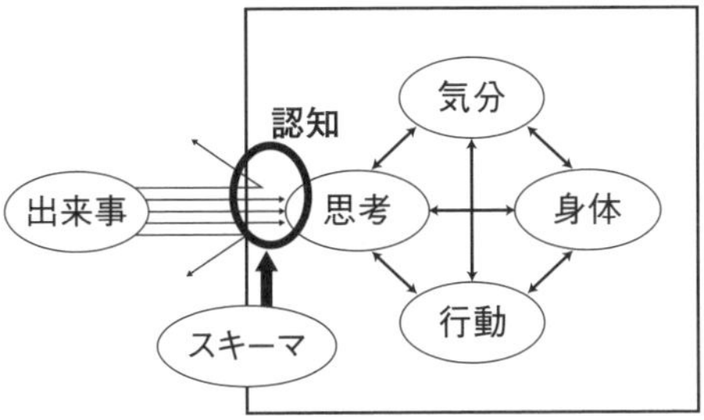

図 1-2　認知理論のイメージ図

認知の 2 つのレベル：自動思考とスキーマ

認知療法・認知行動療法の場合、専門家としての治療者が注目するのが認知である。これは、表層の自動思考（automatic thought）と、深層の仮定（assumption）もしくはスキーマ（schema）の 2 つのレベルに分けることができる。

自動思考というのは、ある状況で、その時々の場面の影響を受けて自然にそして自動的に湧き起こってくる個人的な思考やイメージ、記憶である。その自動思考に、認知のあり方が反映されており、それに応じて気分や行動、身体の状態が変化する（図 1-2）。前述した例で言えば、自動思考は「誰も私のことなんか気にかけてくれない」「あの人を何か怒らせるようなことをしただろうか」「あいさつくらいしてくれてもよいのに、ひどい人だ」といった心のつぶやきである。うつ病の会社員であれば、「私にこの仕事ができるわけない」「この程度の仕事を失敗するなんて情けない」といった自動思考が頭の中に浮かんでいるかもしれない。なお、自動思考は、このようにつらい気持ちの背景に存在しているものであるが、楽しい気持ちのときにも同じように存在している。

自動思考は、自分のまわりで何が起こっているかを瞬間的に判断して対処するためにとても重要である。これは、私たちが日常生活をスムーズに送るためには必要なものである。何かを体験したときに、何が起きているかをひとつひとつ確認していたのでは、時間がかかりすぎて毎日の生活をスムーズに送ることができない。これまでの経験や知識を参考にしながら、ほとんど無意識に、その時々に起きていることを次々と判断できているからこそ、毎日多くのことに対処できるのである。

しかし、ストレスがかかっているときには自動思考に偏りや歪みが生じやすくなる。それが、気分や行動に影響して、様々な問題が起きてきたり、長引いたりすることになる。

認知療法・認知行動療法では、この自動思考に働きかけて気持ちを楽にしたり、行動を修正したりする。自動思考に注目することの治療的利点のひとつは、自動思考は、無意識と違って、患者が自分で気づいて、コントロールすることができるものである点にある。つまり、それは患者のものであり、それを利用することで、患者は自分が自分の気持ちをコントロールできるという感覚を持つことができるようになる。また、治療者に自動思考を提供することで、主体的に治療に参加しているという意識を持ちやすくなる。こうした参加意識は、治療関係を築くための重要な要素である。

自分で気づけるということは、治療場面以外でも、治療が終わった後でも、自分で自分の自動思考に目を向けて認知の修正ができるということを意味する。自動思考は自分で気づけるという、まさにそのことのために、患者は自分の治療者になることができるのである。症状の改善や予防を自分の力で、ときには家族や友人の力を借りながら、行うことができるようになる。その意味でも、認知療法・認知行動療法は、患者の持っている力を引き出し、伸ばす治療法なのである。

自動思考への注目

認知療法・認知行動療法の創始者のアーロン・T・ベックは、患者への最も重要な問いかけとして、「そのとき、あなたはどういうことを考えていましたか？」「そのときどんなことが頭に浮かんでいましたか？」と、気持ちが動揺したときの考えを尋ねることが何よりも大事だと繰り返し話している。患者がつらい体験を語ったとき、治療者は、「それは大変でしたね」と共感をしたうえで、「では、そのときどんなことを考えていましたか？」と聞いてみる。そうすれば、これまで述べてきたような自動思考が語られる。気持ちが大きく動揺したり、何かに反応して激しい行動をとったりしたときは、ホットな自動思考が起こっていることが多いからである。

そして次に、「ああ、それは大変でしたね。では、それが現実にどうだったか、もう一度一緒に考えてみましょう」と話を進めていく。つまり、気持ちに一番影響した「ホットな思考」に対して、①それを裏づける事実（根拠）と反対の事実（反証）を検討し、②仮にそれが事実だとした場合には、「その結果がどの程度重要なんだろうか」「それが本当だとして、どんなひどいことが起こるんだろうか」「違う行動をすれば、何か困ったことが起きるんだろうか」と考えてみて、それをもとに③「自分が最初考えた以外の説明の仕方はないだろうか」と考え直して、代わりの合理的な考え（適応的思考）を見つけだしていくようにする。

認知療法・認知行動療法では、気持ちが大きく動揺したときに頭に浮かんでいた自動思考を材料として面接を進めていくが、場合によっては患者が「いや、何も覚えていません。頭の中が真っ白になってしまって……」と答えることがある。そうしたときには、無理をして追求しないようにしたほうがよい。

治療者が「それだけ動揺されたのでしたら、何か考えていらっしゃったはずです。思い出してみてください」と言ってしまうと、患者に無理を強要することになるだけでなく、患者の訴えを否定することにもなる。それでは安定した治療関係が築けない。患者は、「いや、何も覚えていません。先生、一方的に決めつけてひどいじゃないですか」と反発することになる。

そうしたときには、治療者は、無理をしないで、「ああ、それだけ大変だったんですね。こういうときはいろいろなことを考えていることが多いので、次に同じような場面になったときに何を考えているか、ちょっと振り返ってみていただけますか。そして、それを次に教えていただけないでしょうか」と、つらさに共感しながらホームワーク（宿題）を出して確認してもらうようにする。このように言っておくと、つらいことがあったときや悲しいことがあったときに、自分がいま何を考えているかを患者が振り返って考えようとする可能性が出てくる。

こうした対応には、2つの意味がある。そのひとつとして、そのときの自動思考を書き出してきてもらって、認知の偏りについて一緒に話し合える可能性が出てくる。もうひとつ、患者は、動揺したときに、自分から離れて自分を振り返る練習をすることができる。治療者の助言を思い出して自分の考えを振り返ることで、感情に巻き込まれた自分から少し距離を持って、自分を見ることができるようになる。

それによって、動揺した気持ちが落ち着いて、自分を客観視するもう一人の自分ができてくる。精神分析でいう観察自我、認知療法で言うメタ認知が育ってくるのである。それを「分身の術」みたいだと言った患者や、「暗闇に光をつけるようなものだ」と言った治療者がいる。真っ暗な中にぼんやりとでも明かりがともれば、障害物を片づける余裕がない場合でも、それを避けながら進んでいくことができる。認知療法・認知行動療法などの精神療法は、そのように心に光をつける働きをする。

これはまた、患者が自分の考え方のクセ（スキーマ）に気づくことでもある。考え方のクセが少しでもわかれば、考えの悪循環に入り込まないですむようになる。

スキーマ

スキーマは、心のクセとも言えるもので、個人がそれぞれもっている基本的な人生観や人間観、価値観である。それは、極めて個人的な確信、信念である。それは、生まれながらの素質や生育環境、過去の経験の影響を受けて形成され、普通は意識されることなく潜在的な心のルールとして心の奥底に存在し続けている。

スキーマは、何らかの出来事を契機に賦活（ふかつ）されて自動思考を左右する。「自分には力がない」と思っている人は、他の人からの援助の有無に敏感になるし、「自分は強い」と確信している人は危険に対する評価が甘くなる。「世の中は危険だ」と考えている人は危険の兆候を見逃さないようにしようとするし、「世の中の人はみんな優しい」と信じている人は、他人の否定的な反応も肯定的に解釈しがちになる。「人から愛されなければ生きている価値がない」と思うと愛に対して過敏になるし、「人から嫌われてもどうってことはない」と考えると人の反応を気にしなくなる。

こうしたスキーマは、出来事を瞬間的に判断して適切な形で反応したり、自分を守ったりするために役に立つものである。また、治療を通して心のクセがわかってくると、ストレス状況に出遭ったときに上手に対処できるようになる。人間関係で神経質になりやすい人は、人の表情が変わっただけで自分が嫌われたのではないかと考える傾向がある。そうしたときに、「またそういうクセが出たな」と気づければ、立ち止まって考えなおしたり、確認したりできるようになる。

しかし、ストレスフルな状況では、「私は嫌な人間だ」「私は無能だ」

「何でも完璧にできなければならない」といったネガティブなスキーマが賦活化されやすくなるので注意するように伝えなくてはならない。

スキーマへの対処については後述するが（101 頁参照）、スキーマを理解するための方法には以下のようなものがある。

①自動思考に注目する：繰り返し出てくる自動思考に注目したり、複数の状況で共通して現れる自動思考に注目したりする

②「下向き矢印法」（107 頁参照）を用いる：具体的な状況（繰り返し複数の場面で問題になる事象が望ましい）での自動思考を検証し、「仮にその考えが本当だとして、困ることは何ですか？　あなたにとってどんなことを意味しますか？」という質問を中核信念にたどりつくまで繰り返す。

認知の偏りと対処法の例

これまで述べてきたように、自動思考やスキーマは私たちの瞬間的な判断を助ける適応的な働きをしているが、大切な人との別れや仕事の失敗など、ある人にとって否定的な意味を持つ外的な出来事が起こると、それに関連した非適応的なスキーマが賦活化され、その影響で極端な認知が生じてくる。それが自動思考として患者に意識され、同時に行動、気分、動機の障害が現れてき、そしてこれらがお互いに作用しあい、思考―気分―行動の悪循環に陥っていく。認知療法ではこのような現実と思考のずれ、つまり認知の偏りに注目しながら、現実に沿った考えや判断ができるように認知を修正していく。

そこで、次に、その認知の歪みの主なものを以下にいくつか挙げてみることにする。

1）恣意的推論（arbitrary inference）：証拠が少ないのに思いつきを

信じ込む状態で、「思いつき」「先走り」といった言葉で表現できるようなものである。たとえば、恋人から何日か連絡がないときに、「あの人は、もう私に興味がなくなったんだ。これで二人の関係は終わりだ」と思い込んでしまう。極端な場合には、その恋人が電話をなかなかかけられないような海外に出張していて、非常に忙しく仕事をしている場合でも、そのように思い込んで考えを変えられなくなってしまう。こうした思考パターンに対しては、「そう考える根拠はどこにあるのか？」と考えるなど、具体的な証拠に目を向けてもらうようにする。

2）二分割思考（dichotomous thinking）：物事が曖昧な状態に耐えられず、いつも白黒をつけていないといられない状態で、「白黒思考」「○×思考」と呼ばれたりする。たとえば、「ひとつでも完全でないものがあれば、まったくの失敗だ」「身体は完調でなくてはならない」と考えたりする場合である。こうした思考パターンに対しては、連続的に考えるようにすることが大事で、できていること、できていないことの両方をリストアップして、それぞれに点数をつけてもらう。

3）選択的抽出（selective abstraction）：自分が関心のある事柄にばかり目を向けて抽象的に結論づける状態である。たとえば、人から嫌われているのではないかと思うと、嫌われている部分ばかりに目を向けてしまうようになるし、健康状態が気になると身体の不調にばかり目がいったりするようになる。こうした思考パターンに対しては、他に見逃している事実がないかどうかを調べてみるように勧める。

4）拡大視（magnification）・縮小視（minimization）：自分の関心のあることは大きくとらえ、反対に自分の考えや予測にあわない部分はことさらに小さく見る傾向である。たとえば、気持ちが滅入ってくると、上手くいかなかったことばかり気になり、一方、成功したことはすぐに忘れてしまう。こうした思考パターンに対しては、成功したこと、うまくいったことを意識的に思い出してもらうようにする。

5）極端な一般化（overgeneralization）：これはごくわずかな事実を取り上げて、何事も同様に決めつけてしまう状態である。たとえば、一度でも失敗すると、「何をやってもダメだ」と結論づけてしまう。また、手紙の返事が一度こなかっただけで、相手が自分のことを疎ましく思っていると結論づける。こうした思考パターンに対しては、判断の基準を書き出してもらったりする。

6）自己関連づけ（personalization）：良くないことが起きると、自分が悪いんだと何でも自分を責めてしまうような態度である。たとえば、仕事が行き詰まったときに「自分がいけないんだ」「私の責任だ」と考えて自分ばかりを責めるようになる。こうした思考パターンに対しては、誰にどのような責任があるかを、具体的に書き出してもらう。

7）情緒的な理由づけ（emotional reasoning）：そのときの自分の感情状態から現実を判断するような状態である。たとえば、与えられた仕事の内容がよくわからないうちから不安になった場合、そのときに「初めてでよくわからない難しい仕事だから不安になっているんだ」と考えられないで、「こんなに不安になっているんだから今度の仕事は難しいに違いない」と思い込むようになる。こうした思考パターンに対しては、もう一度現実に目を向けて、客観的に評価をしなおすように勧める。

8）自分で実現してしまう予言（self-fulfilling prophecy）：自分が否定的な予測を行うことによって、行動が制限され、その結果その予測が実現し、さらに予測が確信に発展していく状態である。たとえば、自分は話が下手だし、人前で話をするとき緊張して声が震えるのではないかと心配しているとする。すると、その心配がさらに緊張を生み出し、実際に声が震えてしまう。そして、「やっぱりダメだった。僕は話が下手なんだ」と思い込んでしまう。そのために、また次に話す機会が生まれたときに、さらに緊張することになる。こうした思考パターンに対しては、うまくいかなくなる要因について現実的視点から検討しなおしたり、予言することの悪影響を書き出してみたりするように勧める。

こうした認知の偏りについて患者に説明するときには、患者が自分の考えを否定されたと感じることがないように注意しないといけない。患者が、自分の認知が偏っているとことやその特徴に気づくのが難しいのは、自分の考えていることを、ごく自然なものとして受け取っているからである。それを、治療者から偏っていると言われてしまうと、自分の考えが否定されたように感じる可能性があるからである。

したがって、そのときの考えがどの程度現実に即した判断なのかを、もう一度考え直してみるのが認知療法・認知行動療法だと説明する。精神的につらくなっているときは一般的に、現実を見ているようで、きちんと見ておらず、悲観的になりすぎているということも伝える。もちろん、悲観的な考えが現実に近いこともあるが、そうでないことのほうがずっと多い。そこで、極端な考え方をしているということがわかったときには、もう一度現実に沿いながら問題点を整理して、問題に対処するように勧める。もし、実際に悲観的なことが起こりそうな場合には、その出来事にどのように対処すればよいかを考えてみるように助言する。

2 最初の出会いと病歴の聴取

自己紹介と治療構造の説明

最初の出会いは他の診療場面と同じように、まず、「はじめまして。認知療法を担当する○○です」という自己紹介から、面接は始まる。それに続いて、「今日は初回ですので大きく2つのことをします」と伝え、「はじめに、○○さんが今どのようなことでお困りかをうかがって、どんなお手伝いができるか考えていきたいと思います」と面接の目的を伝え、「次に、うつ病や認知療法がどのようなものか、ご説明します」と、その後の面接の流れについて説明する。

さらに、「治療は毎週1回○○分、計16回（場合によってはそれ以上）行います。もっとたくさん話したいときもあるかもしれませんが、時間を上手に使って話すことも、うつ病を治すうえで大切ですのでご理解ください」と、面接の全体像を伝える。

病歴聴取と問題点の整理

次に、「担当医からすでに概略はうかがってはいますが、○○さんのいまの状態について、もう一度簡単にお話しいただけますか？」と言って、病歴や生活史の聴取を開始する。

多くの場合は、うつ病の経過について最初に尋ねるが、それには、きっかけ、背景因子、うつ状態を維持させる原因になっている因子、うつ状態の結果として生じている現在の問題などが含まれる。

なお、患者が緊張していたり、話しにくそうにしたりしているときには、「今どのような気持ちでいらっしゃいますか？」とか、「緊張されているようですが大丈夫ですか？」と、その時点での気持ちや考えに目を向けるようにしてもよい。その話の中から、思考—気分—行動の関連を話題にできることがある。

「出来事—思考—気分—行動」の関連を聞いて話題にしていくことで、治療者は患者の見立て（概念化）を深めることができるし、患者も自然な形で認知療法のモデルを体験することができる。患者を一人の人間として全人的に理解し、治療方針を立てていくためには、初回面接で、患者の人となりがおおむね想像できる程度に生育歴を聞き、1週間の生活の様子を想像できる程度に現在の生活概要を尋ねることが大切である。また、家族背景、うつ病に対する家族の理解度についても尋ねるようにする。

初回セッションで十分に聴取しきれなかった場合には、その時点までの理解をフィードバックし、解決の方向性を示唆し、次回も引き続き話を聞いていくことを伝える。初回もしくは2回目のセッションでは「うつ病・認知行動療法の心理教育」を行う。

心理教育では、「うつ病という病状について、どのように理解されていらっしゃいますか？（主治医からは、どのように聞いていらっしゃいますか？）」と尋ね、「これから、うつ病について簡単に説明します」と言って、うつ病の症状、思考—気分—行動のうつ病スパイラル、うつ病に特徴的な考え方（否定的認知の3徴）、うつ的な行動パターンなどについて説明する。

そこでは、「○○さんの現在の状況には、うつ病に特有の考え方や行動パターンがあらわれていて、そのためにさらにつらくなっているようですね。それは、例えば、……」と言って、患者の体験の中から具体的に思考―気分―行動の関連を説明するようにする。その際、患者は自分の考えが悪いと治療者から責められたように感じていることがあるので、「先ほどお話ししたように、うつ状態では、ものの見方や考え方、行動パターンがマイナスになりがちです」「これはうつ病のためで、あなた自身のせいではありません」「しかし、うつ病を一日も早く改善するためには、マイナスの考えや行動パターンを少しずつ変えていくのが役に立ちます」といった話をする。

初回セッションで心理教育ができなかった場合は、うつ病や認知療法・認知行動療法を説明した資料を手渡してそのポイントについて簡単に触れ、第2セッションまでに資料を読んできてもらうことをホームワークとし、次回に詳しく説明することを伝える。

3 症例の概念化

患者をどのように理解するかを記入する症例概念化（事例定式化）ワークシートの例を図 3–1 および巻末付録 2（124 頁）に示した。これは、アメリカ精神医学会の認知療法・認知行動療法の教科書的な書籍『認知行動療法トレーニングブック』（J・ライト他、医学書院）から引用したものである。本ワークシートを記入するにあたっては、十分に時間をかけて患者はもちろん、家族などの関係者から情報を聞き取るようにする。なお、私たちの研究グループでは、巻末付録 3（126 頁）に示した治療計画書を患者に渡して説明するようにしている。

診断／症状

患者が訴える症状を患者の言葉で書き込んだ上で、DSM ないしは ICD に準拠して診断を行う。その場合に、症状診断はもちろんであるが、パーソナリティの偏りの有無、身体疾患の有無、ストレスの程度、適応度を、多軸的な視点から総合的に診断し、記載する。

形成期の影響

発達過程での体験やその特徴、それによって生じた影響を書き込んでいく。発達歴からスキーマが推定できることが多いことから、縦断的定式化（longitudinal formulation）を念頭に置きながら、症状の形成を理

患者名： 28 歳女性　　日付：2008/11/1

診断／症状
大うつ病性障害（中等度）、GAF=54、憂うつ、眠れない、集中力がない、悲観的、引きこもりがち、動悸

形成期の影響：
A 県生まれ。両親と妹、弟。祖父母健在。商売をしている父親は、男の子を望んでいた。長女である本人が生まれてガッカリした面はあるが、小さい頃から優秀であったことから期待が大きかった。両親の期待通りに勉強に励み、地元の高校を優秀な成績で卒業して国立大学へ進学。成績はよく、友人関係も特に問題なかった。大学卒業後、電機メーカーに総合職として就職。現在までに数回異動はあったが、特に問題なく働いてきた。就職して 3 年目から一人暮らしをしている。

状況的な問題：
異動して 2 ヶ月目であること
上司と仕事内容について会話する機会をもてていないこと
仕事量も多く、作業効率も落ちていることから残業が増えていること

生物学的、遺伝学的、および医学的要因
母親は心配症であったが受診歴はない

長所／強み：
まじめで根気強い　責任感がある、友人が多い

治療の目標：
1）抑うつ気分と不眠の改善、2）職場およびプライベートでの活動の回復、3）仕事のパフォーマンスの回復、4）自信をとりもどす、5）上司に相談できるようになる

出来事１	出来事２	出来事３
今日も仕事が終わらず残業になってしまった	昨夜は早く寝たのに疲れがとれない	大学時代の友人とランチに出かけて仕事の話になった
自動思考	**自動思考**	**自動思考**
任された仕事もできない自分はダメだ	自分はまた仕事に支障をきたしてしまう 自分は社会人失格だ	大変でもみんなはちゃんとやっている。なのに自分は出来ていない
情動	**情動**	**情動**
落ち込み、悲しみ	あせり、落ち込み	うらやましい、落胆、悲しい
行動	**行動**	**行動**
ため息つきながら夜遅くまで残業	布団のなかでぐずぐずと時間を過ごす	元気なふりをする

スキーマ
何でも完璧に仕上げなくてはならない、人の期待に応えないといけない、弱音を吐いてはいけない

作業仮説
新しい環境になってまだ２ヶ月、未経験の仕事であるにもかかわらず、責任感が強く、周囲の期待に応えたいという気持ちが強いために、自分ひとりで解決しないといけないと考えている。そのため周囲と相談の機会を持てず孤立感が強まり、処理できない仕事がたまって自信をなくし抑うつ的になって、ますます孤立してきている。

治療プラン
1）抗うつ薬と睡眠薬による薬物療法、2）環境調整（仕事量を減らすよう上司に相談してもらう、自宅療養の必要性を検討する、必要に応じて治療者が上司に会う）、3）生活リズムの改善（睡眠の心理教育）、4）活動スケジュールを用いた活動計画の検討とアサーションの技法を用いた上司との会話の改善、5）思考記録表を用いた認知の修正と自己評価の回復

図３-１　認知行動療法事例定式化ワークシート

解するのに役立つ出来事を中心に書き込むようにする。そうした出来事がない場合には、そのことを書いておくようにする。

縦断的定式化は、患者が持っている基本的なスキーマや心の法則を明らかにする目的で、発達段階における出来事やその他の性格形成に関連した体験と、現在の対人関係の特徴をもとに、患者の中核的信念がどのように形成され、維持されているかを明らかにしていく。

状況的な問題

何が発症の契機になったのか、何が症状を持続させているのかについて、横断的定式化（cross sectional formulation）を書き込む。その際に、基本的な情報源として自動思考を用いながら状況、自動思考／イメージ、気分、行動、生理的反応の特徴的パターンを明らかにしていく。

発症の誘因（人間関係の破綻、失業、重篤な内科疾患の新規発症をはじめとする広範囲に及ぶストレッサーなど）と、活性化要因（配偶者との口論、仕事のプレッシャー、不安症状を再発させる誘因への暴露といった、よくみられる出来事）との両面を視野に入れながら書き込んでいく。

うつ病が発症するときには、複数の誘因が存在していることが多い（例：仕事の失敗、親しい人の死、夫婦間の葛藤）。しかし、双極性障害や生物学的負因の強い反復性のうつ病などでは、誘因が認められないこともあるので、誘因が認められない場合にはそのことを書いておく。

活性化要因というのは、症状を悪化させたり、認知や行動の問題を引き起こしたりするような要因で、仕事での問題を抱えている人が職場に行くことや、夫婦間の問題がある人が配偶者と一緒にいることなどである。仕事での問題が解決しないまま仕事を続けて、思うように仕事が進まずますます自信をなくしたり、上司から今まで以上に厳しく当たられたりするようになる。

夫婦関係が良くないときにそのまま生活を続けるのが良いのかどうかということも、治療の中で考えないといけなくなることがある。もし夫婦の距離を置いたほうがよい場合には、配偶者の一方がしばらく実家に帰ったり、短期間入院したりするなどして冷却期間を置くことについて検討したりする。

生物学的、遺伝学的、および医学的要因

本人と家族について記入する。

長所／強み

患者の長所や強みを書き込むようにする。私たちは問題にばかり目を向ける傾向があるが、人は問題もあれば良い面もある。たとえば、肉体的に健康で運動が好きだ、仕事をする能力が高い、まじめで根気強い、人間関係に秀でている、まわりからの支えがある、経済的に恵まれている、など様々な面から強みを評価するのである。その強みを生かしていくという視点が認知療法・認知行動療法では重要であり、そうした姿勢を治療者が示すことが患者のロールモデルになる。

性格には強さも弱さもあり、欠点のように見える性格が強みになることもあるということを念頭に置いておくことも重要である。まじめで根気強くて責任感があるというのは、仕事が順調にいっているときにはプラスに働く。ところが、仕事が増えすぎて自分の力を超えてしまっているのに頑張ろうとすると、自分を追い詰めることになる。良い性格、悪い性格と、決めつけないことが大事である。

治療の目標

患者と一緒に、改善の目標を立てる。抑うつ気分を改善すること、職場や家庭での活動レベルを回復すること、コミュニケーションスキルを育てること、自己評価を高めること、などがその例である。

治療目標は、全般的目標と具体的目標に分けて考えるようにするとわかりやすい。全般的目標というのは大きく全体的な達成目標であり、具体的目標というのは、実現可能で目に見える変化があり測定可能な具体的で小さな目標である。

治療目標の設定は、①その目標が重要であるかどうか（将来につながるものであるか）、②自分でコントロールできる変化であるかどうか（昇進や配置転換、相手が暴力を振るわなくなるなど、他人に決定権があるものではない）、③具体的で現実的か（“不安を二度と感じない”などという達成困難な目標ではない）という３つのポイントを押さえながら行っていく。

現状での思考—気分—行動の具体例

具体的な活性化状況／記憶（配偶者との口論、上司からの叱責、など）を３つ選んで、自動思考／イメージ、気分、行動、を書き出すようにする。ここでは、患者の特徴が浮かび上がるように、始めと終わりがある限られた時間内での具体的な事実に目を向け、そのときにどのように考え、どんな気持ちになり、どんな行動をしたかを書き出す。

「最近一番つらい気持ちになったときのことを話していただけますか」「そのときにどのようなことを考えていましたか」「どういうふうに行動しましたか」と聞くようにしてみる。そのときに、つらい体験だけでなく、「思い切って上司に意見を伝えてみたら、意外にもよく耳を傾けてもらえた」といった、良い体験を入れてもよい。

スキーマ

聞き取った現状での思考—気分—行動の特徴的パターンをもとに、患者の鍵となるスキーマおよび保証行動（安全確保行動）を書き出す。そこでは、私たちが日常生活でしているように、暫定的に「この人はこういう人ではないか」「こういうアプローチをしたら役に立つのではないか」といった判断を書き込むようにする。もちろん、1、2回話を聞いただけでその人を理解できないことも多く、治療が進むにつれてスキーマを書き直し、よりその人に近いものに微修正していくことが大事である。

作業仮説

概念化を要約して、治療的介入のための基本的な作業仮説を簡単に書き込む。作業仮説は、患者の抱えている問題に関する認知モデルと連動するように考えていく。図3-1の例では、新しい環境になってまだ2カ月、未経験の仕事でうまくいかなくても当然なのに、責任感が強く、周囲の期待に応えたいという気持ちが強いために、経験の少ない仕事であるにもかかわらず、自分ひとりで解決しないといけないと考えている。そのため周囲と相談の機会を持てず孤立感が強まり、処理できない仕事がたまって自信をなくし抑うつ的になって、ますます孤立してきているというパターンが見えている。

治療プラン

ここでは、①問題リスト（精神的／身体的症状、および対人関係、仕事、医学的、財政、住居、法的、余暇、などの問題）、②患者の発達歴、③患者と一緒に作成した治療目標、④治療者の作業仮説、④治療関係、といった情報をもとに、治療の計画を具体的に作成する。それには、認知的アプローチ、行動的アプローチ、薬物療法、環境調整、などが含まれる。治療の阻害要因があれば、そのことについても記載する。

4 治療関係とソクラテス的対話

治療関係

すべての精神療法に当てはまることであるが、とくに認知療法・認知行動療法のような問題解決志向的な精神療法では、良好な治療関係を維持することが重要になる。ときに、認知療法・認知行動療法は、考えや行動を変えるように治療者が指示をする治療法であると誤解されている場合があるが、あくまでも患者が内発的に考えや行動を変えていけるような気づきを手助けする治療法であることをここで強調しておきたい。

良好な治療関係を作り上げるために、治療者の言葉、態度に対する患者の反応に気を配りながら、温かい雰囲気の中で相互交流を促進し、力をあわせて面接を作りあげていく姿勢を大切にする。そのためには、患者からのフィードバックが大切であり、患者の気持ちや考えを積極的に聞くようにする。患者は、症状は訴えても、自分の意見を言ったり質問したりするのは躊躇(ちゅうちょ)するということが少なくないからである。また、患者が長々と症状を訴えて面接の内容が深まらない場合には、その問題点について患者と率直に話し合うようにする。

温かい態度と同時に、治療者と患者が一緒に作り上げた仮説を「科学者」のように検証していく協同的経験主義（collaborative empiricism）と呼ばれる関係も大切である。患者は通常、自分の状態や環境について、また将来の展望に関して悲観的になっている。それは、「今度の失敗は致命的だ」「友達は自分のことを疎ましく思っているにちがいない」「仕事にいく途中に絶対倒れてしまう」「自分は必ず失敗する」といった絶対的な考えに反映されている。

しかもそこには、様々な歪曲が存在している。認知療法・認知行動療法では、こうした確信を、お互い共有できる仮説に変換し、その妥当性を実際の体験を通して検証していく。

そのために、治療者は質問をしていくことになるが、その際に、誘導による発見（guided discovery）ないしは「ソクラテス的対話」と呼ばれる関わり方を重視する。これは、ある程度方向性を持った治療者の質問に答えていくうちに、患者自身が自分の確信に疑問を抱き、新しい気づきに導くような話の進め方である。こうした質問を適切に行うためにも、治療者は、症例の概念化を通して面接の進む方向を想定しておくことが大切である。

フィードバックを通して患者自身の考えを話してもらうことは、患者が自分の考えを振り返るきっかけにもなる。客観的に問題を眺めることができれば、患者は、具体的な対処法を見いだしやすくなるだけでなく、心理的な余裕が出て、気持ちが楽になる。患者のフィードバックから、治療者自身の態度や言葉が患者に思いがけない影響を与えているのに気づくこともある。

ソクラテス的対話

認知療法・認知行動療法では、患者の主体的な気づきを重視する。そうした患者中心の姿勢は、認知療法・認知行動療法の基本的な思想である。認知の歪みに気づくのは患者である。歪みがあるかもしれない考えを材料として提供するのは患者であり、現実にもう一度目を向けて、歪みがあるかどうかに気づくのも患者である。

こうした気づきの認知はメタ認知と呼ばれるが、治療者は患者のメタ認知の働きを手助けし、育てていく。こうした働きかけを効果的に行うためには、患者の力を信じて、患者の話に耳を傾け、患者が考える対処法がうまく働くように考えるなど、患者中心の治療を行うことが重要になる。

そのために、認知療法・認知行動療法では、ソクラテス的対話（Socratic dialogue）と呼ばれる面接技法を大事にする。ソクラテス的対話とは、治療者が質問をすることで患者の気づきを促すような面接技法である。哲学者のソクラテスは、自分の思想を弟子に教えるときに、質問を通して行ったと言われる。ソクラテスは本を書かず、自分の考えを一方的に教えることはせず、質問を続けることで弟子が自然に自分で気づけたと思えるようにして、自分の思想を伝えていったというのである。

ソクラテス的対話が用いられるのは医学領域に限らないが、認知療法・認知行動療法でも同じように、質問を通して患者の気づきを促していくことを大事にする。治療者の考えを教えるのではなく、患者が認知の偏りに自分で気づけるように質問していくのである。

質問は、丁寧に、そしてこまめに行うようにする。そのとき、患者を責めるような雰囲気にならないように配慮することも大事である。そのためには、うまくいっていない部分だけではなく、患者が本来持っている長所や、患者が実際にできたことを同時に話題にしながら、問題にうまく対処して状況が良い方向に進むようにするにはどうすればいいかを話し合うようにする。つまり、小さな成功体験を積み重ねながら、問題点にも目を向けるようにしていくように工夫するのである。

「この部分はずいぶんがんばって良い方向に行きましたね。とても良かったと思います。でも、この部分はいまひとつ、期待したようにはなっていないように思います。それをどうすればいいか一緒に考えてみませんか？」と、うまくできている面と改善が必要な面のバランスをとりながら質問をしたり、話しかけたりしていくようにするのである。

治療者と患者のお互いが理解を共有できているかどうかを、折りに触れて確認することも大事である。そのために、面接の中で患者の話をまとめながら、「いまあなたはこのようなお話をされたと思いますが、そのように理解してよいでしょうか？」「あなたはこのように感じていらっしゃるのでしょうか？」と、患者に確認していく。こうした対応は、お互いの理解を共有するのに役立つのはもちろんのこと、患者自身が自分の考えを再確認し、自分の考えや行動についての理解を深めることにもつながる。

ソクラテス的対話では、患者が非難されたと感じる可能性があるような言葉は使わないようにすることが大事である。例えば、精神療法では「なぜそうしたのですか」「どうしてそう考えたのですか」といった原因を追求する言い方は、患者が答えられると判断できるとき以外は避けるようにする。患者が、「なぜ他の行動をしなかったのか」「どうしてそんな考え方をしたのか」と責められたように感じる可能性が高いからである。そもそも、そうした質問にすぐに答えられるようであれば患者はそんなに悩んでいないであろう。そうしたときには「何かきっかけがあったのですか」とか「何か思い当たることはありますか」と、一緒に現実に目を向けていくような問いかけをするようにする。

これは、治療者同士で患者についての情報を共有していくときにも言えることである。私たち治療者は、患者の問題点を一言で表現しようとして、批判的なニュアンスのある表現を意識せずに使っている場合がある。たとえばそれは、（患者が）「治療で良くなるという魔術的な期待を寄せている」「他罰的になっている」「操作的な言動を繰り返している」といった表現である。たしかにこうした表現は、一面では、患者の精神面の問題点を的確に指摘しているのかもしれない。しかし、その一方で、患者がそのように行動したり発言したりしなくてはならなかった気持ちを否定することにもつながるので注意しなくてはならない。

長く精神的な問題で苦しんでいる患者が、今度の治療を受ければ良くなるのではないかと期待するのは、自然な気持ちの動きだろう。つらいときには、他の人の言葉に敏感に反応するし、余裕がなくなって相手に対して攻撃的なりやすくもなる。助けてほしいと思うあまりに、まわりの人が自分のために動いてもらえるような態度や行動をとってしまったりもするだろう。それを、それぞれ「魔術的」「他罰的」「操作的」と、いかにも患者の病理のように表現してしまうと、苦しんでいる患者を一人の人間として受けとめ、手助けしていくのが難しくなる。

治療者自身が余裕を持って、患者の長所と問題をバランスよく見ていくことで、患者も自分に対してバランスのよい見方ができるようになる。このようにバランスのよい見方ができるように治療者自身が心がけるのも、認知療法・認知行動療法的な治療態度である。

治療関係を考えていく場合、精神分析で言う「転移」と「逆転移」は応用可能な概念である。ただ、認知療法・認知行動療法では、精神分析療法のように積極的には転移を取り上げず、治療や治療者に対する不信感や反感など陰性の転移が強まった場合にだけそれを取り扱う。しかも、その場で浮かんでいる自動思考、患者の考えやイメージに焦点を当てるだけで、精神分析のようにリビドーやアグレッションなどの無意識の欲動との関連で取り扱うことはない。つまり、治療場面で治療者や治療場面から与えられる情報をどのように患者が処理しているかという視点から考えるのである。

ただこのように自動思考を中心とした認知に焦点を当てるのは、必ずしも転移に関してだけでなく、他の話題の場合も同じである。とくに、情緒が強く動いている場合は、それに関連した重要な認知過程がはっきりと関与していることが多く、それは熱い認知ないしはホットな認知（hot cognition）と呼ばれ重視されている。

したがって、面接中、話している途中に患者が涙を浮かべたり、不安になったりした場合には、そのとき患者の頭に浮かんでいる考えについて尋ね、自動思考を引き出すようにする。もちろん、ホットな認知は、治療場面に限らず、気持ちが大きく動揺するあらゆる場面で現れてくるものである。したがって、認知療法・認知行動療法では、いまここで（here and now）浮かんできている考えやイメージを重要視するのである。

ホットな認知を取り扱う場合、治療のなかで自然に現れてきたものをとらえるだけでなく、積極的に誘発する場合もある。たとえば、パニック障害に対しては標準型認知療法・認知行動療法と呼ばれる不安そのものに対する治療法の他に、集中型認知療法・認知行動療法と呼ばれる方法がある。これは、過呼吸などの操作的手段を用いてパニック発作に酷似した症状を面接場面で引き起こし、それに伴う認知の歪みを明らかにしていく方法である。こうした症状の誘発には、過呼吸の他に、階段の昇降、息の過剰な吸引、突然の起立、回転椅子、コーヒー、イメージ法などを用いる。これは、行動療法技法の認知療法・認知行動療法的応用とも言えるものである。

この他、患者が認知療法・認知行動療法を理解し協力できるように、認知療法・認知行動療法の精神病理モデルおよび治療モデルについて説明したパンフレットや本を手渡したり、認知療法・認知行動療法活用サイト（http://cbtjp.net）を紹介したりすることもある。これは一種の心理教育であり、大きくふたつの目的がある。

ひとつは、認知療法自体に対する患者の理解を深めることによって学習効果を高め、治療過程を促進し、同時に、治療をよく理解できないために途中で治療から離れてしまうのを防ぐという目的である。もうひとつは、精神病理を理解してもらうことによって、患者が症状を誤って認知するのを防ぐという目的である。

うつ病患者は、集中力や記憶力の低下といったうつ症状を、自分の能力の反映と考えることが多い。そのために、「やはり自分の力が低下していっている。自分はこのままダメになっていくだろう」という極端な結論を出してしまう。そうしたときには、それがうつ症状の一部であり、うつ状態が改善するとともにそうした症状も改善してくるということを教育的に理解してもらうことが役に立つ場合が多い。

5 治療的アプローチ

認知療法・認知行動療法の治療構造

思考―気分―行動の悪循環を断ち切るためには、認知過程の修正が必要になる。その認知過程の修正を、できるだけ短期で、しかも以下に述べるような構造化された形で行うのが認知療法・認知行動療法である。その全体像を図 5–1 に図示した。

認知療法・認知行動療法では、自動思考に焦点を当てながら治療を進めていく。治療は対面式の面接が中心で、1 回の面接時間は 30 分以上である。面接回数は、原則として 16 回であるが、病状によって延長することもある。とくに、慢性のうつ病やパーソナリティ障害が併存している患者などは、長期に面接を続ける必要が出てくることが多い。面接を終結した後に一般外来で認知療法・認知行動療法的な視点を加えた診療を続けたり、認知療法終了後数カ月たってからフォロ－アップ面接を行ったりすることもよくある。

患者によっては、早めに治療を中止したいと希望することもあるが、16 回が原則であり、それによってより十分な効果が期待できること、一見症状が良くなっていても、改善を定着させ、再発を予防するために、最後まで続けることが大切であることを伝えて話し合うようにする。それでも患者が治療中止を希望したり、治療者がそれまでで十分であると

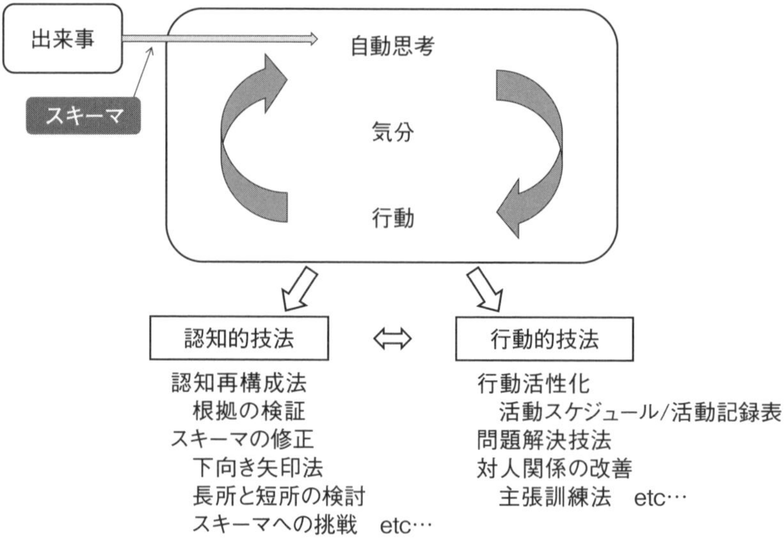

図 5-1　認知療法の実際

判断したりした場合には、無理に引き留めようとせずに、またつらくなるなど問題が出てきたら連絡をしてもらうように伝えて、治療を終了とする。

認知療法・認知行動療法の治療の流れ

治療の流れは、①患者を一人の人間として理解し、患者が直面している問題点を洗い出して治療方針を立てる、②自動思考に焦点を当て認知の歪みを修正する（その際にまず活動記録表などを使った行動的技法を用いながら認知に焦点を当てつつ、認知再構成法などの認知に直接働きかける技法へと進んでいくのが一般的である）、③より心の奥底にあるスキーマに焦点を当てる、④治療終結、となる。その流れと内容の概略を示したのが表 5-1 である。ただし、記載されたセッション番号は目安

表 5-1 認知療法・認知行動療法の治療の流れ

ステージ	セッション	目的	アジェンダ	使用ツール・配布物
1	1-2	症例を理解する 心理教育と動機づけ 認知療法への socialization	症状・経過・発達歴などの問診 うつ病，認知モデル，治療構造の心理教育	うつ病とは 認知行動療法とは
2	3-4	症例の概念化 治療目標の設定 患者を活性化する	治療目標（患者の期待）を話し合う 治療目標についての話し合い 活動スケジュール表など	問題リスト 活動記録表
3	5-6	気分・自動思考の同定	3つのコラム	コラム法 ～考えを切り替えましょう
4	7-12	自動思考の検証 (対人関係の解決) (問題解決技法)	コラム法 （オプション：人間関係を改善する） （オプション：問題解決）	バランス思考のコツ 認知の偏りとは 人間関係モジュール 問題解決モジュール
5	13-14	スキーマの同定	上記の継続 スキーマについての話し合い	「心の法則」とは 心の法則リスト
6	15-16	終結と再発予防	治療のふりかえり 再発予防 ブースター・セッションの準備 治療期間延長について決定する	治療を終了するにあたって

であり、患者さんの理解度と治療関係の維持を重視するようにしなくてはならない。

セッションの流れ

各セッションは 30 分以上であり、原則として次のように進めていく。

0．質問紙への記入
　開始15分前に来てベックうつ病スケール（BDI）・簡易抑うつ症状尺度（QIDS–J）などの質問紙に記入してもらう。
1．チェックイン
　あいさつをして、面接を開始する。
2．ホームワークを振り返る。
3．アジェンダ（取り扱う議題）を設定する。
4．アジェンダについて話し合う。
5．ホームワークを決める。
6．セッションをまとめ、フィードバックを求める。
　※はじめは治療者主導　→　徐々に患者主導にしていってください

アジェンダ（agenda：話し合う議題）の設定

セッションの中で話し合う課題を決めることは、比較的短期間で成果をあげるために重要な作業である。適切なアジェンダを決めることができれば、そのセッションを有効に使うことができる。したがって、アジェンダは、治療者が一方的に決めるのではなく、患者の考えや気持ちを尊重しながら一緒に決めていくようにする。

アジェンダの設定は、短時間で効率的に行うべきであり、そのために使う時間は一般的に5分以内である。前回のセッション以来起きたことを簡単に振り返り、重要な出来事や気分の変化、ホームワーク、セッション前に記入した質問紙の内容などをもとに、1つか2つのアジェンダを選び出す。

アジェンダの決定は、患者と協力しながら双方向的に行う。それには問題のリストアップが大事で、うつ病や不安障害の症状に加えて、家庭や職場など日常の生活で抱えている問題などを率直に話し合うようにする。

アジェンダ設定にあたっては、アジェンダが多くなりすぎないように注意する必要がある。患者はいろいろな問題について話したいと希望することがあるが、アジェンダが多くなりすぎると話題に一貫性がなくなり、丁寧に検討できなくなる危険性があるからである。

その際に、治療者は、症例の概念化を通して決めた総合的な治療目標や、患者が解決すべき問題点を念頭に置きながら、患者が獲得した認知療法・認知行動療法のスキルを考え合わせて、話し合う内容を決めていく。そこで取り扱うアジェンダは、具体的でしかも達成可能なものにする。たとえば、「不安をなくす」という大まかな課題ではなく、不安を感じた場面を具体的に取り上げて自動思考を検討したり、不安に対処するためのスキルを練習したりする。苦手な上司がいる場合には、苦手意識を持つ場面での認知の修正を行ったり、上司にどのように接するかを具体的に話し合ったりする。

課題の優先順位を決めることも大事であるが、①企死念慮が強い場合、②治療の進展を妨げるような行動が続く場合（例：ホームワーク不履行、遅刻、治療の停滞、治療者との対立、など）、③生活を送るうえで致命的な問題がある場合（例：期限のある決定事項、失職、虐待、物質乱用など）は、優先的に話題にするようにする。その場合の重要度は、①が最優先であり、それに②、③が続くことになる。

また、治療の初期や病状が重篤な場合には、認知的アプローチよりも行動的なアプローチを主に用いて症状の軽減を図るようにしたほうがよいことが多い。

当然のことではあるが、アジェンダの設定は、患者の考えや気持ちを大切にすることが大事で、治療者が一方的に決めたり、勝手に話題を変えたりしないように、気をつけなくてはならない。また、１つか２つの課題に集中するようにして、次々と話題が変わらないように注意をすることも、治療者の役目である。もしセッションの最初に決めた課題が、セッション中に扱うのに適切でないと判断したり、扱いきれないと判断したりした場合には、患者にその理由を説明してよく話し合ったうえで、話題を変えるようにする。

認知療法・認知行動療法ではまた、ホームワーク（宿題）といって、面接で話し合ったことを実生活で検証しつつ認知の修正を図ることが必須の課題となる。つまり、観念的な議論ではなく、あくまでも現実に目を向けた検証を基本とする点に認知療法・認知行動療法の特徴があり、日常生活が治療の場として重要になる。

認知療法・認知行動療法では、患者からのフィードバックを重要視する。したがって、セッション中にも治療者が理解したことをまとめて患者に伝えて認識の違いがないかを確認するし、セッションの最後には「他に何かお伝えになりたいことはありませんか？」とか、「今日のお話の中で気になっていらっしゃることはありませんか？」と聞いて、患者の気持ちや考えを確認する。それによって、患者は気になっていることを次の面接までかかえ込まないですむことになるし、お互いの認識のズレを埋めることができて、治療関係の安定にもつながってくる。

ホームワーク（宿題）

認知の修正をしていく場合、認知療法・認知行動療法では、面接場面だけではなく、実生活のなかでも患者が自分の認知に目を向けていくように勧める。つまり、患者の生活すべてが治療場面なのである。それによって治療効果が高まるだけでなく、患者は、治療が終結した後も自分で自分の認知に目を向け、行動や感情をコントロールすることができる力を育てられるようになる。

このように治療場面以外で患者が体験し考える治療的な作業を、認知療法・認知行動療法ではホームワークと呼ぶ。もちろん認知療法でも、面接場面での転移・逆転移を、治療者認知・患者認知という視点から取り上げるが、患者の体験を重視して治療の効果をあげるという点では、実生活のなかで患者自身が自分の行動や認知を振り返ることが大切になる。認知療法の創始者のアーロン・T・ベックが言っているように、ホームワークは治療の中心的な役割を果たすものである。ホームワークには、治療セッション以外の時間も治療に生かせることのほか、日々の生活で困ったことを一緒に話し合って解決するというメリットがある。

マニュアルにはホームワークの例が挙げられているが、ホームワークにとくに決まった形式があるわけではなく、患者の気づきに役立つと治療者が考えたものを患者と相談しながら一緒に決めていく。たとえば心理教育を行った後には、資料を渡しながら、「以上が、うつ病と治療ノートの説明です。詳しい内容が資料に書いてありますので、次回までに読んでおいていただけますか？」と、言うことができる。

そして、「これからの治療では、このように、治療と治療の間にも、少しだけホームワークをやっていただきたいのです」と言い、「毎回、面接の最後に、次の面接までの間にやってくることを決めます。それをホームワークといいます」「認知療法・認知行動療法では、ホームワークをとても大切にしています。それは、面接で話し合うだけでは、治療は1週間に30分間しかできませんが、面接までにいろいろやってきていただければ、その間も治療を受けているのに似た状態になって治療の効果が出やすくなるからです」と、ホームワークの重要さを伝えるようにする。

また、「ホームワークは話し合って決めましょう。治療に役立つホームワークをお伝えしますが、無理強いはしませんので、できそうかどうか、やる気になれるかどうか、遠慮なくおっしゃってください」と言って、ホームワークも治療者と患者が協力して設定することを強調する。

ホームワークは、治療に役立つことであればどのようなものでもよく、病気と関係のある資料（本・冊子など）を読むことであったり、治療ノートを作ることであったり、巻末付録1（119頁）で紹介したようなウェブサイトやモバイルサイトを利用することであったり、何らかの活動をすることであったり、面接で話し合ったことを日常生活で確認することであったり、自動思考をモニタリングしたりそれを修正したりすることであったりする。こうしたホームワークは、治療場面で話し合った内容で、患者にとって比較的容易に実行可能なもの、治療者も患者もほぼ成功すると考えるようなものを選ぶようにする。

初回セッションでは、「治療のためのノートを作っていただけますか？」と言って、治療ノートを作ること提案することがある。その場合には、「治療ノートは、セッションで話し合ったことをメモに残して見直せるようにしたり、日々の生活で困ったことを書き留めたりして、セッションで話し合う手助けにします」と、その意義を説明すると、ホームワークに対する患者の意欲が高くなる。

ホームワークに対して、患者は、「きちんとできなくてはならない」など、できるかできないかといった考えにしばられやすい。その結果、「できなかったらどうしよう」と考えたり、「できなかったから先生に叱られる」と考えたりして、不安になって面接をキャンセルする可能性が出てくる。

治療者は、それを防ぐために、どのような結果になっても、すべて意味があるということを患者に理解してもらうようにする。つまり、ホームワークは情報を集めるのが目的で、うまくやることより、やってみてどうなるかがわかることが大切だということや、仮にうまくいかなかったとして困ることは何かを考えれば、次にどうすればよいかのヒントが得られるといったことを、患者に伝えるのである。こうした説明は、成功か失敗かと二分割で考えがちな患者の思考パターンを修正する助けになる。

ホームワークを設定する際には、十分に時間を使い、ホームワークをいつどのように行うのかを丁寧に検討し、実行する場合の障壁になりそうなことについても話し合うようにする。可能であれば、面接中にホームワークの一部を始めることもある。また、次回の面接で必ずホームワークを振り返り、話し合うようにすることが、患者の治療動機を高めるためにとても大事である。ホームワークの結果を取り上げないでそのままにしていると、患者は、自分が頑張ってしようとしたことが治療者から無視されたり否定されたりしたように感じるので、注意しなくてはならない。

セッションをまとめ、フィードバックを求め、次回への橋渡しをする

セッションの終わりには、その会に話し合ったことをまとめて、患者からのフィードバックを得るようにする。

たとえば、初回の場合には、「これで第1回目は終わりです。いろいろ話して、ご感想・ご気分はどうですか？」「役に立ったこと、気づいたことはありますか？」「わからないこと、納得いかないことはありませんか？」「他にうかがっておいたほうがいいことはありますか？」「次回話し合いたいことがらはありますか？」「これから先も、疑問な点は遠慮なく言ってください」「今日はいろいろお話をしていただいて、○○さんのことがよくわかって良かったです」などと伝える。

そのうえで、「次回は、面接が始まる前に、うつ症状のアンケート（QIDS-J、BDI）をつけてください」「時間を有意義に使うために、面接のはじめに、30分の間にどのようなことを話し合うかを、一緒に話

し合って決めましょう。○○さんが特に話されたいことがあれば、その都度おっしゃってください」「わからないこと、腑に落ちないことがあれば、次回また教えてください」と言って、次回への橋渡しをすることも大事である。

2回目のセッション

第2回目のセッションのチェックインでは、「前回から今日まで全般的にいかがでしたか？」「何か大きな変化はありましたか？」と聞いて、簡単な現状の把握と、気分のチェックを行う。そして、QIDS-J と BDI を確認し、変化が認められれば「前回と比べて、気分が楽に／つらくなっていらっしゃるようですが、何かあったのですか？」と話題にする。

変化があった場合、患者は偶発的な出来事に原因を帰着させがちであるが、治療者は、可能であれば患者自身の行動や考えの変化に結びつけるようにする。また、質問紙で「自殺」と「絶望感」に関連した項目の点数が高い場合には、それをアジェンダにすることを検討する。さらに、「前回は、うつ病と認知行動療法の話をしました。それについて、その後なにか考えられたことはありますか？」と、前回のセッションの感想を尋ねる。

チェックインに続いて、「今日は、ホームワークの振り返りと、○○さんが今お困りのことについて、引き続きお話をうかがって、治療の方向性を考えていきたいと思います」「他に話題にされたいことはありますか？」と聞きながら、患者と一緒にアジェンダの設定を行う。その際には、「前回のホームワークは、パンフを読むことと、治療ノートを作ることでした。いかがでしたか？　新しく気づかれた点や、ご質問はありますか？」と、ホームワークを振り返って、アジェンダの設定に利用する。

ホームワークに関しては、患者がやっていれば、十分に認めた後に感想を尋ね、やっていなければ、やろうとしてみたかを尋ねる。もし、やろうとしていない場合には、その理由について尋ねる。一方、やろうとしていた場合には、やろうと試みた患者の努力を認めたうえで、やりきれなかった理由について話し合い、次に実行できるように手助けをする。ここで大事なのは、患者を絶対責めないことであり、治療者はもう一度きちんとホームワークの重要性を説明するようにする。

その後、病歴聴取と問題点の整理などのアジェンダについて話し合い、最後に患者の理解度を考慮に入れながらホームワークを出す。そして、セッション全体をまとめ、患者からフィードバックを求めてセッションを終了する。その後、3回目以降も基本的には同じ流れでセッションを進める。

6 問題点の整理と認知療法・認知行動療法への導入

認知療法・認知行動療法への導入

症例の概念化では、患者に特徴的な認知・行動を念頭に起きながら問題を整理した。そのうえで、問題や課題に認知療法・認知行動療法的視点から取り組んでいくことになるが、そのとき患者はどうしても多くの問題を一度に話して解決したいと考えがちである。それは、つらい問題を一気に解決したいと考えたためであったり、うつ病のために問題の軽重の判断がつかなくなっているためであったりする。

だからといって、何の脈絡もなく多くの問題に取り組むと、問題のポイントが絞り込めなくなり、なにも解決できず、なにも身につかないということになりかねない。

問題が多くあったとしても、その背景にあるスキーマや認知の偏りは共通したものが多く、問題がひとつでも解決できれば、その方法を他の問題に対して応用できることが多い。したがって、まず話題にする課題をひとつ、現実的で取り組み可能なものを選んで取り組むようにする。

治療者は、「なるほど○○さんのつらい状況がよくわかりました」「次のような問題があるように思います。まず第一に……、次に……、そして……」と、患者の問題点を整理してフィードバックする。

続いて、「まず○○の問題を中心に話し合っていきましょう」「その際には、○○さんの〈出来事―思考―気分―行動〉の関係に注目して、うつ的な認知や行動が、問題の解決を阻(はば)んでいないか、見ていくことが助けになると思います」と、取り組む問題の方向性を示すようにする。

共通したテーマ

ここで、筆者が米国で最初に認知療法・認知行動療法を行ったときの体験を紹介したい。患者は、30代の黒人の女性であった。うつ病になった誘因について聞いていくと、問題が3つに集約できた。

そのひとつが、職場の人間関係である。彼女によれば、職場で上司からきつく当たられて非常につらい。自分が何を言っても聞いてくれない。一生懸命やっているのに仕事を認めてくれない。それは自分が女性で黒人だから、白人男性の上司は自分のことを嫌いなんだろう、いくらやっても認めてもらえない、という思いが語られた。

2つ目が、夫との関係である。夫は教育者としてその地域では有名な人だという。しかし、80年代のニューヨークには違法薬物が蔓延(まんえん)していて、夫も隠れて違法薬物を使っている。やめてほしいといろいろ手を尽くして頼むが、やめてくれない。

3つ目の問題が、父親の病気である。父親が心筋梗塞で倒れ、病院に運ばれた。一命はとりとめたが、母親が非常に動揺していた。そこに愛人がやってきて大騒ぎになり、彼女が間に入って話し合うことになった。しかし、愛人は押しが強くて、帰ってほしいと言ってもなかなか帰ろうとしないし、見舞いに来ないでほしいと言っても何度も見舞いにやってくる。いくら一生懸命頑張っても、問題は解決しない。

このように問題を整理してみると、それぞれに難しい問題ではあるが、共通したテーマがあることがわかる。いずれの場合も、自分は一生懸命やっているのにまわりから認めてもらえないという思いが強い。

たしかに、彼女は一生懸命頑張っているが、状況は改善しない。それは事実である。しかし、それでむなしさを感じて、もうダメなんだと思ってあきらめてしまっていると、そこから先は変わらない。そのために、彼女のうつ状態が続いている可能性もある。

そうしたときには、他に手立てがないのかどうか、現実に立ち返って確かめることが必要になる。しかし、この問題すべてを一気に解決することはできない。そこで、治療者は患者と一緒に、実際に確認しやすい課題を１つ選ぶようにする。

その際には、「ずいぶん大変な状況で頑張ってこられたんですね。さぞつらかったでしょう」と共感しながら、「私なりに整理すると、次のような問題があるように思います。まず第一に……、次に……、そして……」と問題を整理する。そのうえで、「このなかから、まず１つ問題を選んで、それについて考えていくようにしたいのですが、いかがでしょうか？」と、患者の考えを聞きながら、最初に対応する問題を絞り込んでいく。

夫の薬物依存の問題は、夫自身が変えようという気にならなければ変わらない。愛人の行動や父親の病気も、患者自身ができることは限られている。病気は医者に任せざるをえないし、愛人の行動はコントロールできない。夫にしても愛人にしても、他人の行動を変えることは極めて困難である。成果の期待できないことをするのは、うつ病でなくても負担が大きいものである。

それに対して、上司との関係は、彼女の態度や行動で変えられる可能性があるし、毎日の職場の生活の中で確認することもできる。話の内容に関しても、治療者には、「黒人だから」「女性だから」という理由だけで白人上司がつらく当たっているのだろうかという疑問がわいてくる。

もちろんその可能性がないとは言えないが、彼女がそのように思い込んでいる可能性はないだろうか。彼女の上司や同僚への接し方や仕事の進め方に、上司が問題意識を持っている可能性はないだろうか。そう考えると、上司との関係にまず焦点を当てれば、思考—気分—行動の悪循環が明らかになり認知の偏りや問題に対処できるようになる可能性が見えてくる。私は、こうした点について患者と話し合って、この問題から面接を開始することにした。最終的にこの患者の症状は改善し、人間というのは「心のあるコンピュータのようなものですね」という言葉を残して治療を終えた。

話は若干本題からそれるが、このように最初の治療体験がうまくいくと、そうした治療をさらに続けようという動機が高まる。精神療法の初心者の研修では、こうした成功体験が持てるような配慮を指導者がすることが重要になる。最初からあまり難しい症例の治療面接を行い、思うように治療が進まないと自信をなくす。逆に、この方法でうまくいくという体験をすると、自信が育ってきて、それが次の治療でも生きてくる。

成功体験が重要なのは、治療者の研修に限ったことではない。患者自身も、同じように達成感や楽しみを感じられる成功体験ができると次の行動に進もうという気持ちになってくる。こうした成功体験を活用するのが行動活性化と呼ばれるアプローチだが、その詳細については後述する。

認知行動療法の導入のポイント

症例の概念化を行って認知療法・認知行動療法が治療の有効な手段のひとつであると判断された場合には、そのことを患者に説明し、認知療法・認知行動療法を勧めるようにする。その際にはまず、認知療法・認知行動療法について患者にわかりやすく説明する必要があるが、このときに、患者の考え方が偏っているからそれを修正したほうがよいと一方的に言うのではなく、それまでの患者の話の中に出てきている悲観的な考えを取り上げながら、思考—気分—行動の悪循環について説明していくようにする（表6-1）。

表 6-1　説明方法のポイント

・発言に表れる悲観的な「自動思考」に注目する
・認知行動療法の説明を患者の体験に沿って行う
・否定的な思考と気持ちの関係に気づかせる
・「思考」について検討することを提案する

導入の例として

思考―気分―行動の悪循環の説明は、通常の外来で患者から聴取した情報などを利用して行う。

たとえば、患者が受診をためらっていたという話をしたとする。その場合には、「そのときどのようなことを考えていらっしゃいましたか？」と尋ねてみると、「こんな些細なことで病院に来るなんてと思われるんじゃないか」とか「つまらないことで悩んでいるダメな人間だと思われるんじゃないか」と考えて不安になったという話が出るかもしれない。それに対しては、「そのように考えると不安になるように、考え方が気持ちに影響するんです」という認知療法の考え方を説明できる可能性がある。

また、「そのように悩んでいて苦しくなった」という話が出た場合には、「そのように一人で考えていると苦しくなることが多いようです。思い切って受診していただいてよかったと思います」と、患者の行動をサポートするように話を進める。それは、「実際に受診してご覧になっていかがでしたか？」と尋ねて、「きちんと話を聴いていただいて楽になりました」といった返事が返ってきた場合も同じで、「不安なときや落ち込んでいるときにはつい引っ込み思案になって、そのためにますますつらくなることが多いのですが、○○さんが思い切って受診していただいたのはとても良かったのではないでしょうか」と話すことができる。

もし仮に、受診しても変わらなかったとか、かえって状態が悪くなったと患者が言った場合には、「何が影響していると思いますか？」と言って、患者からのフィードバックを得るようにする。そうすると、具体的な問題が明らかになることがある。また、問題が生じたときにそれにきちんと向き合う治療者の姿勢は、患者のロールモデルになる。

図3-1（24頁）に示した例の場合には、次のように言うことができるだろう。

「あなたは、残業になったときに気持ちが沈み込んだとおっしゃっていました。そのときには、自分は任された仕事もできない、自分はダメだ、という考えがふっと浮かんで、その考えで頭がいっぱいになってしまっていらっしゃったのではないでしょうか。

しかし、お話をうかがっていると、あなたにとっては初めての仕事を担当していて、慣れていない仕事だったようですし、そのうえにうつ的になっていて、頭もうまく働いていなかったように思います。そうした状況を考えると、うまくいかない要素がいろいろとあるはずなのに、自分がダメだと思って自分を責めていらっしゃるように見えます。そのように自分で自分を責めるとつらくなるのではないでしょうか。

それに、そのようにつらいときには、誰かに相談をすればよいのですが、あなたは誰にも相談できないで、自分で頑張らないといけないと考えて、ため息をつきながらでも夜遅くまで頑張っていらっしゃる。そのように頑張れるのはあなたの良い面でもあるのですが、それが行きすぎると疲れてしまいます。頑張って、疲れて、思うように仕事が進まなくて、それを取り戻そうともっと頑張るという悪循環が起きているように見えるのですが、いかがでしょうか。

このように自分を責めすぎたり、自分を縛りすぎたり、頑張りすぎたりすると精神的につらくなりますが、そのときに、どこまで自分に責任があるのだろうと考えてみるなど、少し考えを切り替えると気持ちが楽になってくることがよくあります。そのように考え方に注目しながら気持ちを軽くしていく方法を認知療法・認知行動療法というのですが、一緒に試してみませんか」

もちろん、このように説明した後で、「今の私の話を聞かれて、どのようなことを考えられましたか？」とフィードバックを取ることを忘れてはならない。

7 日常活動記録表と行動活性化

行動活性化

行動活性化というのは、達成感や楽しみを感じられるような活動を増やしてうつ病を治療する方法である。こうした治療法が考えられるようになったのは、達成感や楽しみを感じられることをすると気持ちが晴れるが、何もしないでいるとますます気持ちがふさぎ込んでくるという事実が存在しているからである。行動をしていくらかでも変化が感じられれば（行動すること自体も変化であるが）、「何をしても変わらない」という否定的認知が修正される。

これまで、うつ病のときは休養が必要だと言われてきた。たしかに、うつ症状が強いときには無理に動こうとせずに、休むことが必要である。しかし、いくらかでも動けるようになってからは、何かをすることが治療上、役に立つ。その意味では、ストレスのかかる状況を不必要に避けるように勧めたり、気分が良くなりはじめるまで何もしようとしないように勧めたりするのは、望ましくない。

日常活動記録表

うつが少し改善して心身の疲れがとれてきた時点で、達成感や楽しみを感じられるような行動を、無理のない形で始めるように勧める。そのきっかけ作りに、「日常活動記録表」を利用することができる。日常活動記録表というのは、毎日1時間、もしくは30分刻みに、自分がした活動を書き出すためのものである。そして、その活動によってどのくらい楽しい気持ち（pleasure）を感じられたか、どのくらいの達成感（mastery）を感じられたかを、10点満点で点数化する。これまでで一番強い達成感や楽しさを10、そうしたことを何も感じられなかった場合を0として、行動と一緒に記入するのである。

朝起きたとき、着替えをしているとき、犬の散歩をしているとき、友達と電話で話しているときなど、いろいろな活動を表に書き込み、その時々の達成感と楽しさの程度を記入していく。

これによって患者は、事前の予測と実際の体験とのずれを数字的に認識し、認知の歪みに気づくことができる。また、その結果を参照することによって、患者が満足感を得ることができる活動を計画のなかに増やし、苦痛な活動を減らしていくことができる。これによって患者の気分は改善してくるが、それは、抑うつ的な患者は、成功体験に反応して気分が改善してくるからである。

日常活動記録表に活動を書き込むときには、できるだけ具体的に簡潔に書くように勧める。あまり細かくなりすぎると、書くこと自体にエネルギーがいるので続かなくなってくるのである。辛抱強く続けることができるように、できるだけ簡潔に記入するようにしたほうがよい。

患者は、時間枠をすべて埋めないといけないと考えてしまいがちだが、そう考えると、そのことだけに関心が向いてしまう。全部埋められなかった場合には、自分を責めることにもなりかねない。日常活動記録表は、あくまでも、達成感や楽しみを感じられる活動を見つけるためのもので、必ずしもすべてきちんと書き込まれている必要はないということを、あらかじめ患者に伝えておくようにする。

活動計画の作成の意義

1週間経ったところで、患者と治療者が一緒に活動記録表を振り返り、達成感を感じられた活動や、楽しく感じられた活動を選び出してリストにする。患者は、そのリストを見ながら、次の1週間にその活動が増えるように計画を立てる。もし、そこで選んだ活動をするのが難しい場合でも、以前に一緒にその活動をした人と時間を過ごすだけで気持ちが休まることがある。

その際に、治療者がむやみに行動するように勧めると、患者は、「行動しないといけないのに何もできない」という考えが先に立って自分を責めるようになり、ますます苦しむことになりかねない。したがって、患者が楽しめたり達成感を抱いたりする可能性のあることを、可能な範囲でやっていくように勧めるようにする。たとえば、家で横になっていることが多い人には、まず日中に起きて家族と話したり雑誌やテレビなどに目を向けたりすることから始め、散歩やサイクリングへと発展させていく。半日だけは出勤できている会社員には、その時間を増やすほうへと行動を設定していくようにする。

行動をする場合には、これまでに好きだったことを、一つでも二つでも試してみてほしいと患者に伝える。それも、完全にすべてをするというのではなく、できることから少しずつ始めてみるように勧める。患者が旅行が好きであれば、最初は、観光地の写真集を見たり、旅行に関係したエッセイに目を通したりしてもらう。これまでの旅行で撮った写真を見たり、旅行に一緒に行った友達と電話で話をしたりしてもらってもよい。そのときに一人で楽しんでもよいが、他の人と一緒に楽しい時間を過ごす可能性についても話し合うようにする。

設定した活動を始めることに患者が躊躇する場合には、認知的技法を用いて、行動を妨げる原因になっている認知を修正する必要が出てくる。

たとえば、治療場面で浮かんでいる考えから患者の否定的な予測を明らかにしたり、実際にそれを行っている状況を患者にイメージしてもらい、そこでどのような心理的な体験をするかを報告してもらったり（イメージ法)、ロールプレイを用いて対応を考えたりするのである。

この他、系統的脱感作を用いたり、漸進的筋弛緩法や自律訓練法を用いてリラックスする方法を教えたり、行動や空想を用いて注意を他にそらして不快な気持ちから離れられるような注意転換法（distraction technique）を学習してもらったりするのもひとつの方法である。

生活の予定を立てることには、いくつかの利点がある。第一に、行動することによって自分の認知の歪みを見つめ直すことができる。第二に、毎日の行動を整理することができ、不必要に活動範囲を広げて身動きがとれなくなるという事態を避けることができる。まったく不可能なほど多くの量の仕事を引き受けてしまって一人で処理できなくなり、そのために自分を安めるということがなくなるのである。

第三に、日常の行動があらかじめ予定されていると、何をすればよいかをその時々に決めなくてもすむようになる。気持ちが沈み込んでくると、あれこれ思い悩んで、一つのことを決めるにも時間がかかるようになる。そうすると行動できなくなってくるし、迷って決められないでいる自分を責めるようにもなってくる。逆に、あらかじめ予定が立っていると、行動を起こしやすくなり、実質的な活動範囲も広がってきて、生活にある種のリズムが生まれてくる。

第四に、どのようなことで楽しくなり満足できたかということに意識的に目を向けることによって、もう一度自分の快感を実感することができる。うつ状態のときには、つらいほうにばかり関心が向きがちである。そのために「何も楽しいことはない」「人生なんてつらいことばかりだ」と考えるようになる。そこで、楽しみや満足という視点から行動を振り返ると、本当は楽しめることがあることに気づけるようになる。

第五に、このように計画を立てて行動することによって、自分の気持ちや生活を自分の力でコントロールできていると実感できるようになる。それによって、「私には何もできない」と考えなくてもすむようになる。

第六に、行動した後に計画を振り返ることで、自分がどの程度行動できるかを、もう一度客観的に見つめ直す機会を持つことができる。これは、次に計画を立てるときの具体的なデータになるだけでなく、自分を客観的に見る練習もできる。またそのデータをもとに患者が、治療者や家族、友達と話をすることによって、コミュニケーションを深めることができる。

毎日の行動計画を立てる場合、その基礎資料は、活動計画表に書き込んだこれまでの生活である。その情報をもとに、現在どの程度活動できているのかを知り、問題点を洗い出すようにする。それによって、問題の解決が進み活動範囲が広がっていくようになる。

段階的課題設定

順序だてて行動する

一定の計画に沿った行動が「うつ」の治療に役立つ場合がよくある。だからといって、ただやみくもに行動すると、うまくいかない可能性が高くなるし、そのために自分を責めることも多くなる。

患者には、できることから始めていくように勧める。些細なことでも何か達成できたり楽しめたりすると、「どうすることもできない」という絶望的な思い込みが和らいでくる。もう少し複雑なもの、難しいものに挑戦してみようかという意欲も出てくる。したがって、患者には、一度に全部のことに手をつけようとしないで、ひとつひとつ自分にできることからこなしていくように勧める。

そのときには、段階的課題設定が役に立つ。これは、目標に向かって段階的な課題を設定し、それを一つずつこなしていく方法である。試験勉強の例を挙げると、まず自分の部屋に入って机に座ることから始め、最初は10分、次に30分、そして1時間と段階的に机の前に座っている時間を増やしていくようにする。それと同時に、机に向かってすることを少しずつ変えていく。最初は自分が興味を持っていることが短時間できればよいくらいに考え、その時間を次第に増やしていって、その中に勉強に関係したことを入れていくようにする。こうして、最終的に、何時間か勉強ができるようにもっていくのである。

計画の立て方

次に行動計画の立て方のポイントを紹介する。まず第一に、行動の目玉を作るようにする。計画の中に一つでも二つでも何か目玉になるようなものが含まれていると、生活に張りが出てくる。もちろんこれが、自動思考に挑戦しながら活動範囲を広げていくものになれば、それに越したことはない。しかし、だからといって、何か特別なことをしなくてはならないと大げさに考えることはない。ストレッチをする、買物に出る、散歩に行く、ワープロを打つ、図書館に行く、など日常的な行動を入れるようにすると、無理なく生活空間を広げていけることが多い。

このように行動するのは、自分に何ができるかを患者自身が観察するためである。したがって、「何を」するかということに主眼を置いて計画を立てるようにする。「どの程度」できるかということは、外的な条件の影響を受けやすいので、あまり問題ではない。計画を立てていても、体調が優れないと、思っていたほどにはできないこともあるし、キャンセルしなくてはならなくなることも出てくるからである。

またこのとき、一度にすべてを解決しようと考えないように伝えることも大事である。行動計画を立てることは、解決のための第一ステップでしかなく、行動をひとつひとつ積み重ねていくことが大切だからである。

そのために、行動をするときには、その目的や意味をはっきりさせておくように伝える。行動をする場所や物を目的に応じて使い分けるようにしておくのもひとつである。ベッドは眠るためだけに使い、疲れをとったり身体を休めたりするときには、居間や茶の間の畳やソファーを使うようにする。本や雑誌は机に座って読み、テレビは横にならずに座って見るようにする。こうすることで、生活空間と行動とをバランスよく組み立てていけるようになる。

楽しいことも計画に入れる

うつ状態の人は、真面目になりすぎて、仕事に関連したことや責任の重いことを計画の中に入れようとする傾向があるが、うつ状態の治療では、同時に、楽しめるようなことを計画に入れるように勧める。

患者によっては、楽しむことに罪悪感を抱く場合がある。「仕事を休んでいるのに遊びに行くなんて考えられない」「家族に負担をかけて自分だけ楽しむなんてことは許されない」と考えるのである。また、「楽しんでもその場かぎりだから」と考えて何もしようとしないこともある。しかし、楽しむという体験それ自体に気分を持ち上げる効果がある。「何をしてもダメだ」と考えている人が、一時的にも楽しめる体験ができ、それを繰り返すことで認知の修正が起きるし、楽しさが心に残るようになってくる。

達成感や楽しみを感じられることを探し出す

このように達成感や楽しみを感じられることを実行するのは、治療的に非常に重要な意味を持っている。しかし、なかなかそうした活動を見つけだせない患者もいる。その場合には、これまでの活動記録表を患者と一緒に振り返って、達成感や楽しみを感じていた活動を見つけ出す手助けをする。

最近の活動だけではなく、これまでの体験を振り返ってみるのもひとつの方法である。楽しく、しかも有意義に感じられた活動はなかったか。スポーツはどうか。楽しい旅行の思い出はないか。こうしたことをひとつひとつ振り返って考えてみるように患者に勧める。このほかにも、ピアノやギターなどの楽器演奏、コンサート、演劇、映画、絵画の鑑賞、外食、電話の長話、博物館、図書館、子どもと遊ぶこと、犬や猫を可愛がること、ショッピング……いろいろと考えてみるように伝える。

これまでに体験したことがなくても、これができれば楽しいだろうな、満足感を感じるだろうなと思えるものを選び出してもらってもよい。もしどうしてもそうしたものが思いつかないときには、デパートをずっと下から上まで歩いて楽しめそうなものや達成感を持てそうな趣味を探すように、勧めている人もいる。

このようにして、楽しめそうな活動や達成感を持てそうな行動がはっきりしてきたら、それを毎日の計画に組み込むようにする。ここでも、一度に多くのことをしようとしないように患者に伝える。たくさんのことをしようとすれば、混乱して失敗する確率が高くなる。したがって、可能性のある行動をいくつか選んだ後は、簡単にできそうなものから優先順位をつけて、一つずつ順番にこなしていくように勧める。

計画は柔軟に

計画を立てるときには、柔軟性を持ったものにする。計画があまりに細かくなりすぎないように注意することも大切である。うつ病になりやすいと言われる人は非常に几帳面なことが多く、計画もつい細かくなりがちである。

しかし、「朝起きて、服を着替えて、歯を磨いて、新聞を取りに行って……外に出て、この道をこう通って散歩して……」といった、細かいことまで決めてしまうと、かえって息が詰まってしまう。ここでは、何をすることになっているのかが大まかにわかればよく、曖昧になりすぎない程度にざっくりとした計画を立てる。

患者には、計画というものは変更される可能性があるということも頭に入れておくように伝えておく。計画を立てていても、友達が突然やってきて、計画を変更しなくてはならないこともある。散歩に出かけることを日課に組み込んでいるからといって、激しい雨の日まで散歩するというのは非現実的である。したがって、計画が予定どおり実行できない場合を想定して、本を読むなど、代わりの行動を考えておくように患者に伝える。

患者が、「計画をしたからには、それをすべてこなさないといけない」と考えることもある。しかし、これもまた認知の偏りである。私たちは、予定したことをすべてできるわけではない。実際に計画を実行してみて、計画に無理があったということに気づく場合もある。

ここで大切なことは、行動を通して現実を見つめ、現実に合うように計画を修正していくことである。そうすることで、現実的なものの見方や考え方ができるようになってくる。ところが、こうした予定を立てると、とくにうつ状態のときには「できなかったこと」にばかり目を向けるようになりやすい。そうしたときには、「減点法」的態度ではなく、「得点法」的態度、つまり何ができたかを見る態度が大事だということを伝える。

逆に、予定の行動が計画より早く終わることも起こりうる。レポートの作成に考えていたほど時間がかからなかったり、夕食の準備が比較的スムーズにいって時間があまったり、という場合などである。そうしたときには、焦って次の計画へと走りださないで、すこしゆっくりとして好きなことをしながら残りの時間を過ごすように患者に勧める。ひとつひとつていねいに対応することが大事である。

計画について考える時間を毎日作っておく

計画を振り返る時間を持つように患者に勧めることも、重要である。毎日の生活は計画どおり進んでいかないものである。必要に応じて部分修正しなくてはならない場合もある。計画がどの程度こなせているか、そこからどのようなことを身につけたかを評価することも大切だ。したがって、夜の時間を使って計画を見直し、自動思考について考えてみるように患者に勧めるとよい。

行動になかなか移れないとき

簡単にあきらめない

気分が沈み込んでくると、「どうせ何をやってもむだだ」と考えて、引きこもりがちになる。「私は何の役にも立たない人間だ。他の人に迷惑をかけたくない」と考えていることもある。何かを始めても、少しでもつまずくと、すぐにあきらめてやめてしまう。しかも、そのように何もできないで引きこもっていること自体、自分に能力がない証拠だと思い込むようになる。

しかしそれは「できない」わけではなく、「していない」だけである。患者自身が動かない限り、成功するか失敗するかはわからない。行動すれば、何かを手に入れることができる。もしそれでうまくいかなかったとしても、何も変わらない。何もしないでいろいろなものを失うのも、行動してみて失敗するのも、「失う」という点では同じである。むしろ行動すれば、次にどのようなことをすればよいかという情報が手に入る。

「人に迷惑をかけないために」そうしているとすれば、そのように心を閉ざし引きこもっていること自体が、他の人の負担になっている可能性があるということに患者が気づけるようにしていく。これは、「人に迷惑をかけないために」自殺するという矛盾した行動に似ている。本当に相手のことを思うなら、まず心を開いて話し合い、そして可能な範囲で行動し始める必要があるのではないかと患者に語りかけてみる。

行動が負担にならないように配慮する

うつ状態では、行動すること自体がつらく感じられることもある。それは沈み込んだ気分のためのこともあるが、「……しなくてはならない」という気持ちが強すぎるためにそうなっていることもある。そうした場合には、自分を叱咤激励しないとできないような行動ばかり選んでいることが多い。そうすると、うまくいっていない部分ばかりが目について、自分を責めるようになってくる。

なぜか無理な計画ばかり立てて、苦しんでいる場合もある。義務感のために、前々から好きではなかったようなことばかり選んでいることもある。そうすると、気持ちに余裕がなくなり、しなくてはならないことに追いかけられ、ますます気持ちが沈み込んでいくことになる。

行動自体が問題ではなく、その行動をどう受け止めるかという認知に問題がある場合もある。否定的な認知が強すぎると、いくら満足できるはずの仕事をしても、減点法的にうまくいかなかったことばかり考えて達成感を持てなくなる。また、つらい気持ちにばかり目が向いて、楽しむ気持ちがマヒしてしまっていることもある。そうすると、ますます気持ちが沈み込む。

行動の結果を評価する

計画を実行した後には、それぞれの行動によってどのように感じたかを評価する。そして、予測がはずれた部分をはっきりさせ、偏った考えを現実的なものに修正していく。これは、次の計画を立てるときの材料としても利用できる。満足できるような行動や楽しい気持ちになれるような活動を増やすためにはどうすればよいかが、具体的にわかるからである。

ただし、こうした評価のときには、理想的な状態を基準に判断しないように患者に伝える。うつ状態の人はどうしても、自分に厳しくなりがちである。一生懸命頑張ってできたことも、元気なときを基準にして「こんなことはできて当たり前だ」と考えて評価しなかったりする。本来なら、「こんなに気持ちが沈み込んでつらいときなのに、これだけのことができた」と、満足したり達成感を覚えたりしてもよいはずの行動に対してさえ、否定的に考えてしまう。そして、できない自分を責め、いっそう気持ちが沈み込んでくる。うつ状態のときに患者が自分の行動を評価する場合には、こうした悪循環を避けるように伝える。

課題を実行する手順

ここまで述べてきた手順をまとめると、次のようになる。第一段階は、問題を整理する段階である。ここでは、そのときに何が問題になっているかを、具体的に洗い出していくようにする。たとえば、いつ試験があって、何科目受けなくてはならないのか、その試験はどの程度の難しさで何人くらいの人が落ちるのか、といったことを考える。それと同時に、実際に勉強していくときに何が障害になっているのかについても具体的に考えていく。そうすると、机に長く座っていられない、本を開いても集中できない、といった具体的な問題が浮かび上がってくるようになる。

もしもそのときに、「できるはずがない」といった否定的な考えが頭の中に浮かんでいる場合には、それもまた問題として書き出しておくように患者に勧める。そうした認知もまた、行動の中で検証されていくことになる。

第二段階は、具体的に計画を立てる段階である。計画は、簡単なものから複雑なものへ、やさしいものから難しいものへと進んでいくようにする。とくに最初は、腹八分目の感じで、「やさしすぎるんじゃないか」「簡単すぎるなあ」と思えるようなものから始めるように患者に伝える。

こうした行動は成功すると次につながる。うまくいったという成功体験が、次の行動を生み出すエネルギーになってくる。計画があまり複雑だと、患者が最初からやる気をなくしてしまう危険がある。とくに、うつ状態のときには気持ちが焦っていることが多く、「普通」だったときを基準にして物事をしようと考えがちである。どうしても目標が高くなりがちであることを患者に伝え、意識的に目標を低めに設定するようにしておくように勧める。

次に、その計画を実行に移していく。できるものから順番に、実際に試して練習してみるように患者に話す。もちろんそれは、治療場面でも使うことができる。たとえば、人前に出ると緊張して声が震えて話ができなくなる人の場合には、実際に治療者や家族の前で話をしたり本を読んだりして、練習してもらうとよい。認知的リハーサルという方法も役に立つ。どのような問題が実際に起こりそうかをあらかじめ想定して、それに対処する方法を考えておくのである。

第三段階では、その行動の結果を振り返って検証する。この時に、計画どおりにうまくできなかったからといって自分を責めないように患者に伝える。

うつ状態のときにはマイナス面ばかりを見るようになりやすい。そのために、うまくいったことがあっても、「これくらいできて当たり前だ」と考えて、成果を評価できなくなる。そこで患者には、ここでは上手にできるかどうかといったことは二の次であり、自分の予測がどの程度現実的だったかを見る姿勢が大事だということを伝える。これは、自分のものの見方や考え方に偏りがなかったかを行動を通して見直す態度である。それと同時に、計画の立て方が適切なものだったかどうか、行動するときにどのようなものが障害になり、その問題をどのように解決すればよいか、といったことを客観的に評価し、今後の行動に生かしていくことが大切なのである。こうしたステップを繰り返すことによって、患者の気分も、作業能率も改善していく。

一方、計画どおりに事が進んだ場合には、どこが長かったのか、そのなかに今後生かせることはないか、といったことについて整理してまとめておくようにする。このように行動を客観的に再検討することによって、患者は、より複雑で困難な課題へと進んでいけるようになるのである。

8 認知再構成法：認知の歪みの修正

認知再構成法

計画を立てて行動をするなかで、思うように行動できないときに、患者の認知の偏りが明らかになる。そうした認知の偏りは、ストレスを感じたときや気持ちが動揺したときにも生じている。そうした認知の偏りに焦点を当てそれを修正する方法が、認知再構成法である。そのような場面で、治療者は、「そのときどのような考えが浮かんでいましたか？」と問いかける。そしてさらに、次に挙げる３つの視点からの質問を続ける。

1）証拠を探す：患者の考えを裏づける事実にどのようなものがあり、逆の事実にどのようなものがあるかを明らかにする。
2）結果を推測する（シナリオ法）：もっともうまくいったときにどのようになるかという最良のシナリオと、最悪の事態ではどのようになるかという最悪のシナリオという極端なシナリオを考えると、より現実的なシナリオが頭に浮かびやすくなる。
3）代わりの考えを見つける：これまでの硬直化した考えに代わるより現実的で適応的な考えを見つけだす。

こうした作業は、話し合いだけで行うことも少なくないが、それでうまくいかない場合には、非機能的思考記録表（Daily Record of Dysfunctional Thought）（コラム）（巻末付録4〔128頁〕）を利用するとよい。これは、状況、気分、自動思考、根拠、反証、適応的思考、結果などのコラムに書き込んでいって考えを整理する方法で、患者は、不快な感情が起きたり、望ましい行動が取れなかったり、何かをしようという気持ちが起きてこなかったりしたときにコラムを埋めて、考えのバランスをとるようにする。

本書では、認知療法・認知行動療法に慣れていない患者の治療でおもに用いる7つのコラムを採用したが、アーロン・T・ベックが認知療法を始めたときには根拠・反証を含まない5つのコラムを用いていた。巻末付録5で取り上げたDVDでも5つのコラムを用いている。一方、巻末付録1（119—123頁）で紹介したサイトでは、効果的に練習するために、行動のコラムや今後の課題のコラムを追加したり、自動思考の特徴を書き込む欄を設けている。

実際の面接では最初からすべてのコラムを埋めることは少なく、第3のコラムまでにするなど、患者の理解度に応じてスピードを調整する。また、最初は治療者が患者の代わりに書き込むことも多いが、次第に患者が自分でできるように手助けしていく。

次に、その内容を説明していくことにする。

第1のコラム：状況

第1のコラムには、気持ちが動揺したりつらくなったりしたときの状況を書き込む。これは、なるべく具体的に記入するようにしたほうが、問題点が浮かび上がりやすい。「それはどこで起こったのか」「そこには何があったか」「そこにはほかにどのような人がいたか」「そこで何が起こったのか」「誰がどのようなことを言ったのか」「それはどのような時間的順序で進んでいったのか」と、自分に問いかけながら状況を書き込んでいくように患者に伝える。

最初のうち、患者は、どのような出来事を選べばいいか迷うことがある。その際には、書き込む時点まで気になっている出来事や、時間的に近い最近の出来事を、選ぶように勧める。また、気持ちが大きく動揺した場面を選ぶようにすると、効果を実感しやすくなると説明する。気持ちが大きく揺れているときのほうが、考え方が極端になって、現実との食い違いが大きくなっているので、特徴的な認知の偏りに気づきやすいからである。

ここでは、具体的な出来事を選ぶことが大事である。慢性うつ病に効果的な認知療法・認知行動療法として知られている認知行動分析システム療法（CBASP）では slice of time（一区切りの時間）を選び出して認知や行動の修正を図ることを強調する。Slice of time は、始まりと終わりがはっきりしている、短時間のひとつの出来事をいうが、こうした視点はすべての認知療法・認知行動療法で重要である。

「生きていることに何の意味があるのだろう」「勉強にどんな意義があるのだろう」「仕事というのは人生の中でどういう意味があるのだろう」といった抽象的、哲学的な問いかけは、簡単には結論が出ない。わからないからこそ、文学があり哲学がある。その答を面接で探すのは無理な話である。面接が抽象的な人生論や哲学的な議論になってしまうと、お互いに不完全燃焼で終わるということになりやすい。認知療法・認知行動療法では、そうではなく、具体的な出来事を取り上げることで、考え方の特徴や偏り、解決すべき問題を明らかにしていく。患者が今いるレベルから出発して、具体的な出来事をもとに面接を進めていくようにすることが大事である。

第２のコラム：気分

第2のコラムには、そのときの気分を書き込む。気分は一般に、ひとつの言葉（one word）で表現できるものである。つらくなっているときには、それは「憂うつだ」「落ち着かない」「不安だ」「怖い」「恥ずかしい」「腹立たしい」という否定的な感情のことが多い。

次に、それぞれの感情の強さを、まったくそうした感情が存在していない場合は0％、これまでで一番強い感情の状態を100％として、パーセントで表すようにする。これによって患者は、つらいかつらくないかというように白か黒かで判断しないで、段階的に考える練習をすることができる。

第３のコラム：自動思考

第3のコラムには、第2のコラムに記入した気分を体験したときに浮かんでいた考えやイメージ、つまり自動思考を記入する。すでに述べたように、心の動揺はそのときの認知（ものの受け取り方や考え方）と密接に関係しており、その認知が自動思考として意識される。その特徴を知るために、自動思考はできるだけ逐語的に書き出すようにする。

このとき、文章に主語を入れるようにするとその後の作業をしやすくなる。「こんなんじゃやってられない」という考えが浮かんだとしても、それでは内容が曖昧すぎて、現実と突きあわせることができない。「私は、いつも失敗ばかりしている」「上司は、自分のことが嫌いに違いない」といった具合に、主語を入れると、考え方を具体的に考えることができるようになる。また、自動思考が疑問形で書かれることも多いが、能動形で言い切りの形にしたほうが、認知の偏りが明らかになりやすい。うつ状態の場合には、否定的認知の3徴（2頁参照）といわれるように、自分、周囲、将来の3領域に対して悲観的になっていることが多いが、主語を意識的に入れてみると、どの領域の考えがとくに偏っているかがわかりやすくなる。

次に、書き出した自動思考をどの程度確信していたかを、100段階で書き込む。その自動思考を完全に信じている場合には100%、まったく信じていない場合には0%になる。これも、感情の場合と同様に、考えを白か黒かで判断せず、段階的に判断できるように手助けする意味がある。

患者によっては、自動思考を多く書き出す場合もある。その妥当性をすべて検討しようとするとポイントが絞れなくなることがあるので、とくに気持ちの動揺を引き起こしたと考えられる自動思考、つまり「ホットな認知（hot cognition）」を１つか２つ選んで次の作業に進んだほうがよい。

逆に、患者があまり自動思考を意識できない場合には、自己、他者、世界に焦点を当てて質問していくとよい。

自己：「そのときに、ご自分について何か考えられましたか？」

他者：「相手についてどのようなことを考えられましたか？」「ほかの人があなたについてどのように考えていると思いましたか？」

世界：「そのことについて、世の中の人はどのように考えていると思いますか？」「そのことに関係するあなたの“信条（こだわり）”のようなものはありますか？」

気分と自動思考の区別が苦手な人も多いが、一般的に、気分は１つの言葉で表現できるもので、考えというのは文章になって浮かんでくるもの、と考えるようにするとわかりやすい。また、気分や自動思考が書き出せないと言う患者の場合には、第１のコラムの状況についてくわしく話してもらうと、その中に気分や思考が含まれてくることが多い。

表8-1　3つのコラムのポイント

状況	不快な感情を伴う出来事 ※できるだけ具体的に（情景がありありと浮かぶくらい） ※特定の時間（one slice of time） ※5W1H（誰と、いつ、どこで、なにを、なぜ、どのように）
気分	不安、悲しみ、落胆、怒りなど（強さ0～100％） ※一語で表せることが多い
自動思考	そのときに頭に浮かんだ考えやイメージ（確信度0～100％） ※主語を入れ、疑問形を言い切りの形にかえて書く （例：×どうして自分ばかり仕事を押し付けられるのか？ ⇒　○上司は私にばかり仕事を押し付ける） ※最も心を強く動かした考え（ホットな思考）に◎をつける

自動思考の特徴を確認する

ここまで進んだ時点で、16―19頁に記載されている自動思考の特徴を参考にしながら、第3のコラムに書き込んだ自動思考にどのような特徴があるかをチェックする。こうすることで、患者は自動思考を少し客観的に振り返ることができるようになる。認知療法・認知行動療法の方法に慣れないうちはこの作業がうまくできないこともあるので、少し慣れてから勧めてもよい。

第4、第5のコラム：根拠・反証

自動思考まで書き出したところで、次に適応的な思考について考えることになる。コラム法に慣れてくれば比較的簡単に適応的な思考を書き込むことができるようになるし、治療が進んだ段階ではそのようにすることが望ましい。しかし、治療初期は、コラム法に慣れないために苦労する患者が多い。そこで、本書のコラムでは、自動思考を裏づける事実（根拠）と反対の事実（反証）を書き出して、その事実を参考にしながら適応的思考へと導くようになっている。

表 8-2　反証を見つけるための問いかけ（適応的思考を深めるためにも役立つ）

①　**もう一度冷静に…** ・見逃していることはないでしょうか？ ・自動思考と矛盾する出来事はないでしょうか？ ・自分の力だけではどうしようもない事柄について、自分を責めていませんか？ ②　**第三者の視点から…** ・他の人が同じ立場にいたらなんて言ってあげるでしょう？ ・○○が聞いたらどうアドバイスしてくれるでしょう？ ③　**経験を踏まえて…** ・これまでに同じ経験をしたことはありませんか？ ・その時にどのようなことを考えたら楽になりましたか？

そこで、第４のコラムには、自動思考を裏づける事実を書き込む。ここでは基本的に事実だけを書き出すようにして、相手の心の中を読むような推測をしたり、自分なりの立場で事実を解釈したりしないようにする。

第５のコラムには、自動思考と矛盾するような事実を探して書き出すようにする。患者は一般的に、自動思考を裏づける事実を見つけるのは得意である。自分の欠点や、厳しい現実は次々と見つける。しかし、反対の事実を見つけるのは苦手である。

その場で瞬間的に浮かぶ考えというのは、自分にとってごく自然なものであり、自分の考えに疑問を持つのは非常に困難である。自動思考は、それまでの体験や、考え方、その場の雰囲気や人間関係など、多くの要素から、自然に浮かんでくる。それは、患者にとってごく当たり前に思えているからである。したがって、治療者は、反証を見つけるほうにより多くの力を注ぐ必要がある。

どうしても反証が見つからない場合には、①「もう一度冷静になって考えてみましょう」、②「視点を変えてみるとどうなるでしょうか」、③

「これまでの経験を振り返ってみて何か気づくことはありませんか」と問いかけてみてもよいだろう（表8–2）。また、これまでに患者が話した内容から、反証となるものを選び出して患者に伝えてもよい。

認知の修正を試みる場合に大事なのは、第3のコラムに記入した自動思考が偏っていると、最初から決めつけないことである。たとえば、患者が「自分には能力がない」と言った場合、治療者はつい「そんなことはないでしょう」と否定したくなる。しかし、患者が自分のことを「能力がない」と表現した場合は、それが患者の内的な現実であり、「そんなことはないでしょう」というのは患者の考えや思いを否定することになる。それでは、患者は治療者に対する信頼感を持つことはできないだろう。どのような場合でも、患者の発言は仮説としたうえで、それが現実かどうかを検証していく姿勢が重要なのである。

それに、ある人の能力が「ある」か「ない」か、決めつけてしまうのは「極端な一般化」である。患者はよく、「自分はダメな人間だ」「社会人失格だ」「母親失格だ」「嫌われている」などと決めつけることが多いが、能力や人間関係は、そのように一面的に決めつけられるものではない。すべての領域で能力がないと考えるのも、能力があると考えるのも「極端な一般化」であり「白黒思考」である。

したがって、ここではまず、自動思考が当たっているかどうかの判断は先送りにすることが重要である。その場で浮かんだ考えをあくまでも「仮説」として、その仮説がどの程度現実に沿ったものなのかを判断していくのである。

コラムの記入や認知の修正に慣れてくれば、比較的簡単に第6のバランスのよい適応的思考を見つけることができるようになる。そのような状況では、第4、第5の作業を行わなくてもよい。その場合には前述した「証拠さがし」「結果の予測」「代わりの考え」という3つの質問を頭の中で行ってみるように患者に勧めるとよいだろう。

表 8-3　コラム記入のポイント

状況：不快な感情を伴う出来事
　※できるだけ具体的に（情景がありありとうかぶくらい）
　※特定の時間（one slice of time）
　※ 5W1H（誰と、いつ、どこで、なにを、なぜ、どのように）

気分：不安、悲しみ、落胆、怒りなど（強さ 0 ～ 100%）
　※基本的に一語で表現される

自動思考：そのときに頭に浮かんだ考えやイメージ（確信度 0 ～ 100%）
　※主語を入れる
　※疑問形は言い切りの形に書き換える
　※受身形は能動形に書き換える
　（例）×どうして自分ばかり仕事を押し付けられるのか？
　　⇒　○上司は、私にばかり仕事を押し付ける
※最も心を強く動かした考え（ホットな認知）に◎をつける

根拠・反証：とくに気持ちを動揺させている自動思考を裏づける事実と反対の事実
　※推測は避けて、事実だけを書き込む

適応的思考：気分の変化

第 6 のコラム：適応的思考

第 6 のコラムには、自動思考に代わる柔軟な考えを書き込む。このときには、まず「根拠」と「反証」を「しかし」（ないしは「そして」）でつないだ文章を作って、それをもとにこなれた日本語にするとよい。ここでもまた、①「もう一度冷静になって考えてみよう」、②「視点を変えてみるとどうなるだろうか」、③「これまでの経験を振り返ってみて何か気づくことがないだろうか」と心の中に問いかけるとよい（表 8-3）。

ここでは、ばかばかしいと思えるような考えも書き出しておくように勧める。ストレス状況にあるときには認知が硬直化していて、後で見直すと役に立つ考えでも、意味がないと判断してしまう危険性があるからである。ここでも、その新しい考えをどの程度信じているかを、100 段

階で評価しておくようにする。

このような100段階評価は、気持ちや考えを相対的に判断する練習としての意味を持っている。ストレス状況下で気持ちが動揺しているときには、「いつも」「絶対」と極端な形で判断してしまいがちであり、こうした傾向を抑制するためにこうした段階的な評価法が役に立つ。

第7のコラム：思考と感情の変化

最後の第7のコラムには、考え方を変えてみて感情や気持ちがどのように変化したかを書き込む。場合によっては、新しく生まれた前向きの気分を書き込んでもよい。そこで気持ちが楽になっていれば新しい考え方が役に立ったということがわかり、そうした考え方をまたこれからもしていけばよいということになる。また、あまり変化が見られない場合には、別の考え方や見方ができないかと考えてみることができる。これによって、ストレス状況下でも柔軟なものの考え方が身につくようになる。

偏った認知を現実の生活の中で検討していくためには、患者が自ら行動することが大切になる。また、行動できたことによって、感情状態が変化していく可能性もある。行動的な技法が役に立つのは、体験を通して認知の修正が行えるからである。

図8-1（80—81頁）に非機能的思考記録表（コラム）の作成例を、表8-4にコラムに記入しても気持ちが楽にならないときのチェックポイントを示したので参考にしていただきたい。

表 8-4　コラムに記入しても気持ちが楽にならないとき

コラムに記入しても気持ちが楽にならないときには、以下のような理由と対処法が考えられる。

(1) コラムの書き込みに慣れていない
　＊出来事の記載が抽象的になっている
　　→ 出来事を、具体的に書き込む
　　(例)「つらいことばかりが起きている」
　　　　→「とてもつらいこと」を1つだけ書き出す
　＊自動思考が曖昧になっている
　　→ 否定的認知の3徴に注目（自分、周囲、将来）
　　(例)「やってしまった」「こんなはずじゃなかった」「この会社はどうなっているんだろう」
　　　　→ 自分の評価に関係するような考えを書き出す（主語を忘れない）
　＊根拠や反証に推論が入っている
　　→ 実際に起きたことを具体的に書き出す
　　(例1)「私のことがいかにも嫌いだと思っていることがわかる言い方をした」というのは推論が入っているので、「嫌いだと思っていること」がわかったのが、どのような言い方、どのような態度からか、具体的に書き出す
　　(例2)「笑顔を見せないぶっきらぼうな言い方」と具体的に書くと、「仕事がうまく進んでいないときには誰に対してもそのような言い方をする」という反証に気づきやすくなる
　　　具体的に書くのが難しいときには、他の人（治療者や家族、友人）の力を借りる
　＊適応的思考のバランスがとれていない
　　→ プラス面とマイナス面をバランスよく書き出す
　　　判断のレベルを考える（個別の出来事から人間性の評価をしている）
(2) 大きな問題が解決していない
　＊問題点を整理して、具体的な問題に対処するようにする。

① **状況** ・いつのことか？ ・どこにいたか？ ・誰と一緒にいたか？ ・何をしていたか？	私自身の仕事に追われていた夕方。上司が私に仕事を頼み、上司は事務職のみんなと食事会に行った。
② **気分（%）** ・気分を一言で	悲しい（80%）、イライラ（70%）、あせり（65%）
③ **自動思考** ・その時に頭に浮かんでいたことはなんですか？ ・その時に頭に浮かんでいたイメージや記憶はありましたか？	上司は私のことを嫌っている（90%）、上司は私にばかり仕事を押しつける（70%）
④ **根拠** ・事実を確かめて、客観的に考える「そう考える理由（証拠）は？」 ・自動思考を裏づける根拠となる事実を書く（相手の心を読むような勝手な思い込みや事実の解釈は避ける）	上司は私を置き去りにして事務職の人と食事に行った。上司が担当している仕事をするように言われた。
⑤ **反証** ・自動思考とは矛盾する事実を書き出してください	他にも総合職の人間が何人か残業している。上司はとても重要な仕事なのでよろしくと頼んで出て行った。

⑥　**適応的思考** ・　根拠と反証を" しかし "でつないでみましょう ・　最悪のシナリオ／最良のシナリオは？ 　…現実的なシナリオは？ 1．第三者の視点から ・「他の人が同じ立場にいたらなんて言ってあげるだろう？」 ・「○○が聞いたらどうアドバイスしてくれるだろう？」 2．経験を踏まえて ・　これまでに同じような体験をしたことは？　その時にどのようなことを考えたらラクになりましたか？ 　以前の経験から学んだことで役に立ちそうなことは？ 3．もう一度冷静に ・　見逃していることはないでしょうか？ ・　自動思考と矛盾する出来事はないでしょうか？ ・　自分の力だけではどうしようもない事柄について、自分を責めていませんか？	上司は私を置き去りにして事務職の人と食事に行き、そのときに上司が担当している仕事をするように言われたのは事実だが、職場には他にも総合職の人間が何人か残業していたし、上司はとても重要な仕事なのでよろしくと頼んで出て行った。これまでも重要な仕事をいくつか頼まれて感謝されたことがある。上司は私を評価してくれているのだろう。でも私が忙しいときには、そのことを伝えてどうすればいいか話し合おう。
⑦　**今の気分（%）**	悲しい（40%）、イライラ（40%）、あせり（30%）、やる気（60%）

図 8-1　非機能的思考記録表（コラム）の作成例

9 問題解決技法

大きな問題が残っているときには、考え方を変えただけで気持ちが楽にならないことも多い。そうした場合には、問題を解決することが必要になる。ここでは、そのときに用いる問題解決技法について説明する。

治療者はまず、「実際に困った問題があるときには、コラム法であまり気分が改善されないことがよくあります。問題をうまく解決する方法を勉強していきましょう」と言って問題解決の必要性について患者に説明する。

次に、「問題に対処するためには、第一に『問題に取り組む心の状態を作る』ことが大切です。『どうせ無理だ』と考えていては、良い解決策があっても見落としてしまいかねません」と問題解決に向かう心の準備をする必要性について話をして、「問題解決ができる心の準備ができたら、実際に『プランを立てて行動』していきます」と、行動の必要性を説明する。

一般に、解決しなくてはならない問題の多くは、日常生活の中で出合うものである。したがって、患者には、あきらめずに、ひとつひとつ問題を解決していくように伝える。

問題解決の手順

考え方を整理したところで、現在の問題を解決するには自分のどのような能力を使えばよいのか、これまでに同じような問題を処理したことはなかったかどうか、ということを考えてみるように勧める。次に、問題解決技法を知っていると、こうしたときに問題に適切に対応できることを説明する。

問題解決技法は、気持ちが大きく動揺したときや課題達成法で課題に取り組んでいくときに使われるものである。したがって、その手順は、課題達成法のところで説明した方法と基本的には同じである。つまり、問題解決技法は特別なものではなく、私たちが普通の生活で行っているものでもある。その意味では、問題解決技法は、他の認知療法・認知行動療法のスキルと同じように、患者がいつもできていたはずの力を思い出してもらう手がかりを提供することだといえる。

問題解決の手順は、以下のようになる。

①　問題解決志向：問題に取り組める精神状態を作る
②　問題の明確化と設定：取り組む問題を設定する
③　解決策の案出：ブレインストーミング
④　解決策の決定：それぞれの短所長所の確認
⑤　行動計画の立案：解決策の行動計画を立てる
⑥　解決策の実行：行動計画に基づいて実行する
⑦　結果の評価：成功すればその行動を続け、うまくいかない場合には、必要に応じて②から④のいずれかに戻って同じ手順を繰り返す。

ただし、これはひとつのモデルであり、いつも同じように進むとは限らない。途中が省略されることや、順番が逆になることもありうる。したがって、状況を考慮に入れながら、自分に合った方法を柔軟に使っていくように患者に伝えるようにする。

次に、問題解決の具体的なステップについて、少し詳しく説明することにする。

問題解決志向：問題に取り組める心の状態を作る

まず、問題解決に向かうこころの準備であるが、患者は自分の考えに縛られて、問題を解決する方向で考えられなくなっていることがある。「どうして自分だけがこんな大変な目に遭わないといけないんだろう」「もうダメだ、どうすることもできない」「大変だ、すぐに何とかしなくては」「全部の問題を何とか早く解決したい」など、いろいろな考えに縛られている場合である。

気持ちが沈み込んでいるときには、どうしても短所や問題ばかりに目が向くようになりがちである。そうすると、まわりの人から助けられながら自分の能力を発揮していくことができなくなる。しかも、問題を解決する前に、さらに気持ちが沈み込んでいくことにもなりかねない。

そうしたときには、認知再構成法を使って問題解決を妨げている自動思考を修正することが必要になる。その修正のポイントと自分に語りかける自己教示の例を表示したので参照してほしい（表 9–1、表 9–2）。

問題の明確化と設定：取り組む問題を設定する

次は、問題を整理し明確化するステップである。何が問題かを具体的に考えて、1つだけ課題を選び出す。患者は多くの問題を抱えていて、その問題をすべて一度に解決したいと考えがちである。しかし、そうした問題をすべて一気に解決することはできないし、すべての問題に一度に手をつけると、力が分散してしまって、収拾がつかなくなる。したがって、1つの問題に集中して問題を解決することが大切になる。

表 9-1　問題解決を妨げる自動思考と自己教示

1)「どうして自分だけ……」 →「問題が起きるのは特別ではない」
2)「もうダメだ……」 →「問題は解決可能、まずやってみよう」
3)「たいしたことはない……」 →「精神的苦痛は心の信号」
4)「すぐに何とかしなくては……」 →「立ち止まって考えよう」
5)「早く全部の問題を解決したい……」 →「問題解決には時間がかかる」
6)「絶対解決しないと……」 →「できれば自信、できなくても問題がはっきりする」

表 9-2　自己教示法

次のように自分に語りかけてみましょう
・　気軽にやってみよう
・　ゆっくりと、1回に1つずつ取り組もう
・　挑戦の機会、成長の機会と考えよう
・　できれば自信が出るだろう
・　今回うまくいかなくても、問題がよりはっきりするだろう

しかも、「認知療法・認知行動療法への導入」(48頁参照) のなかで書いたように、私たちが抱えている問題は、それぞれが違っているように思えても、共通したテーマがその中には含まれている。また、問題解決技法は、基本的にどのような問題にも応用できる。したがって、問題解決技法を利用して1つの問題を解決することができれば、そのスキルの基本を学習することができるし、それを他の問題に応用することができるようにもなる。

問題を明確化するためには、頭の中で問題を整理するだけでなく、実際に紙に書き出してみるとよい。患者には、気持ちが動揺したときのことを思い出しながら、具体的に詳しく書き出していくように勧める。そこでの問題には、(夫または妻、子供、親、兄弟など）家族内の人間関係、友達や恋人との関係、仕事や勉強のでき具合、職場や学校での対人関係、経済状態、精神状態、健康状態などが含まれる。

解決策の案出：ブレインストーミング

問題を絞り込んだ後は、ブレインストーミングと呼ばれる手法を使って、その問題に対してできるだけ多くの解決策を考えるようにする。これを「数の法則」とも呼ぶが、多く考えれば考えるほど、解決につながる方法が含まれる可能性が高くなる。

そのときに、ばかばかしい、恥ずかしい、といった批判的な気持ちを抑えて、とにかく多くの解決法を考えていくように患者に勧める。最初は、「ダメだ」「ばかばかしい」と思うものもすべて書き出すようにする。これを「判断遅延の法則」といい、良いか悪いかという判断は、すべての解決策が出そろってからにするのである。

それは、落ち込んでいるときや不安になっているときには、良い方法まで切り捨ててしまっていることがあるからである。仕事が思うように進まないときに、「上司に相談するとダメな部下だと思われるだろう」「仲間に話すとばかにされるんじゃないか」などと考えて、一人で頑張りすぎて行き詰まってしまっているというのは、そのよい例である。したがって、それぞれの方法が良いかどうかの評価は、解決策が全部出そろった後にするように伝える。また、後で思いついた方法ほど良い場合が多いとも言われている。

このとき、いくつかの方法を組み合わせることができればそのようにする。同時に、自分の能力やまわりから助けてもらえる可能性について

表 9–3　仕事がたまっているときの解決策の利点・欠点の評価例

解決策	長所	短所
さらに残業する	仕事がすすむ	もっと疲れる これ以上はむり
会社を辞める！	楽になる	食べていけない
上司に相談する	上司が態度を改めてくれるかも	ますます嫌われるかも
同僚に相談する◎	仕事を手伝ってくれるかもしれない 気持ちを理解してくれるかもしれない	負担をかけてしまい、距離ができてしまうかも

も考えておくように伝える。現在相談できる人はいないのか、過去に相談できた人はいなかったか、専門的な援助を受ける可能性はないか、といったことについて検討してみるように勧めるのである。

大きな方向づけである戦略（例、職場での自分の状況をもっとよく知る）と、具体的な方法である戦術（例、先輩と話す、前回の異動のときの自分の日記を読む）を区別することも大事である。

解決策の決定：それぞれの長所・短所の確認

解決策が出そろったところで、それぞれの方策の長所と短所を導き出すようにする（表 9–3）。ひとつひとつ、プラスとマイナスを書き出していって、その中で一番簡単で問題解決につながりそうな方策を選び出す。このとき、患者には、完璧な方策というものはなく、相対的に優れた方策、つまり実行できる可能性が高くて解決につながりそうな方法を選び出すように伝える。

行動計画の立案：解決策の行動計画を立てる

次に、できるだけ具体的に準備をして、その方法を実行する。準備には、治療者や家族など、よく知っている人に頼んで実際の対人関係の練習をするロールプレイや、頭の中で問題を解決する練習をする認知リハーサルなどの方法も役に立つ。そのとき同時に、解決を妨げる原因になりそうなものをあらかじめ予測して、その対処法を考えておくようにする。「何をしても同じことだ」「どうせ人からいやな顔をされるだけだ」といった悲観的な予測が強い場合には、その妥当性を検討することも必要になる。

解決策の実行と結果の評価

解決策を決めた後には、それを行動に移し、最後に、その行動の結果について検討する。期待していた結果が得られた場合にはその行動を続け、期待はずれに終わったときには、その原因について検討して、もう一度問題解決のステップを踏むようにする。

問題が解決できないときには、①問題に取り組める心の状態ができているか、②問題の設定は適切か、③実行計画は適切か、④結果について適切な評価ができているか、について検討すると課題が見えてくることが多い。

自殺念慮の強い患者へのアプローチ：問題解決技法の応用

問題解決技法は、患者が自分で自分の命を絶つことを考えるほどつらくなっているときにも利用可能である。

うつ状態になると、つらい状況ばかり目に入ってくるし、将来もつらいことばかり起こるように思える。そのために、患者は、「もうこのつらさには耐えられない」「この問題は絶対解決できない」「死ぬしかない」と考えるようになる。患者によっては、「こんなにつらいんだから絶対ひどい状況のなかにいるんだ」と、自分の気持ちの状態に基づいて極端な現実判断に入りこんでしまっていることもある（情緒的な理由づけ、18頁）。

こうして、患者は、死ぬということが、その耐えられない状況を解決するただ一つの方法と考えるようになる。

しかし、少し時間が経って冷静になって考えてみると、決してそれが唯一の解決方法ではないということがわかるものである。したがって、死ぬことを口にする患者には、まずそのつらさに共感したうえで、患者が死ぬことを考えたきっかけを振り返り、直面している問題を解決する方策を探してみることを提案するようにする。

具体的なステップは前述したとおりだが、問題解決技法を用いたアプローチは、うつや不安への対処だけでなく、境界性パーソナリティ障害に対する弁証法的行動療法（dialectic behavior therapy : DBT）でも重視されている技法である。それは、境界性パーソナリティ障害は、上手に問題解決ができないために精神的に追いつめられて、いわゆる「問題行動」と呼ばれるような反応をすることが多いと考えられていると考えられるからである。

なお、以前は、死にたいという患者に対して「死なない約束」をするというアプローチが自殺の予防策として使われたこともあったが、こうした約束が自殺を防ぐ効果があるというエビデンスは得られていない。むしろ、治療関係や親しい人との関係など、人間関係が自殺を防ぐためには重要であると考えられている。

問題解決に取り組むときには、自分が取った行動が予測通りの結果につながらなかったからといって自分を責めないように、患者に伝えておくことが大事である。患者は、そうしたときに、「自分にやる気がないからこうなっているんだ」とつい自分を責めがちになる。

しかし、考えた方策が変化をもたらすには十分ではなかった可能性や、まだ機が熟していなかった可能性など、いろいろな要因が影響していると考えられる。そうしたときに、やる気がないとか人間的にダメだからそうなったと決めつけて自分を責めてしまうと、そこから先に進めなくなる。これは、まさに恣意的推論（16 頁）である。そうしたときには、現実に目を向けて具体的な可能性について考えていけば、自然に次のステップが見えてくることが多い。簡単に解決できないからこそ悩んでいるのだということを患者に話して、結論を焦らないように伝えることも大事である。

問題をすぐには解決できないとき

考え方を変えただけでは気持ちが楽にならないときには、問題を上手に解決していく必要がある。しかし、そうは言っても、問題がすべて解決できるわけではない。そうしたときには、すぐに問題を解決する必要があるかどうかを検討する。すぐに解決しなくてはならない場合には、解決できるようにさらに力を尽くすようにする。患者一人でできないときには、他の人に助けを求めることも検討する。

もし、すぐに解決しなくてもよい場合には、一度自分の頭を問題から解放して自由にするのもひとつの方法である。そうすると、しばらくたって思いがけない解決策が頭に浮かぶことがある。

どうしても問題が気になって頭から離れないときには、問題をカードに簡潔に書き出し、「しばらく待っていよう」と自分に言って机の引き出しにしまい、必要なときに取り出して読むようにしてもよい。リラクセーションや自律訓練法、バイオフィードバックなどを使って気持ちを切り替えるのもひとつである。こうした方法については、成書やサイトを参照してほしい。

それ以外の方法である注意転換法と認知リハーサルについて、次に説明する。

表 9-4 注意転換法

① その問題から離れて、気持ちを紛らわす

1. 活動する…読書、運動、趣味、掃除、英語、コンサート、友達と会うなど
2. 誰かの役に立つ…ボランティア、しばらく会っていない友人に電話をする
3. 他の感情で置き換える…音楽を聴く、感動的な映画を見る
4. 感覚…熱い風呂、冷たいシャワー、氷を手で持つ

② 心を落ち着かせる

1. 視覚…花を見る
2. 聴覚…音楽を聴く、ラジオを聴く、ハミングする、電話する
3. 嗅覚…花、香水、新鮮な空気などを嗅ぐ
4. 味覚…特別なお茶を飲む、キャンディを舐める
5. 触覚…人と手を握り合う、マッサージをする

③ その場を切り抜ける

1. 想像…別の場所にいる自分、すべてがうまくいっている場面を想像する
2. 祈る…神に祈る
3. リラックス…ゆっくり呼吸する、腹筋に力を入れて抜く（漸進的筋弛緩法の一部）
4. 移動…外に出かける、家の中の雰囲気を変える
5. 激励…自分を励ます

注意転換法

不安になったり落ち込んだりしたとき、眠れないとき、気にかかることがあったり腹が立ったりしたときには、一時的に気持ちをそらす方法として、注意転換法を利用するとよい（表 9-4）。それには、単純な運動をしたり、本を読んだり、好きな音楽を聴いたり、映画やテレビを見たり、ラジオを聴いたり、家族と話したり、友達に電話したりするといった方法が一般的である。

深くゆっくり腹式呼吸をしながらリラクセーション技法を使ってリラックスし、自分の身体が感じている感覚に注意を向けたり、リラックス

できる情景を思い浮かべてみたりするのもひとつである。呼吸に関しては、呼気に意識を集中するようにするとよい。

すぐに問題を解決しなくてもよいときには、このように気持ちを切り替えたり、気分を和らげたりするとよいが、このようなことをあまりやりすぎるとそこから抜け出せなくなることがあるので注意しなくてはならない。したがって、一休みできたら、こうした行動のプラス面とマイナス面を考えながら、ほどほどのところで、再度現実に目を向けるように勧める。

注意転換法の方法は人によって好みがあるので、基本的には、患者が興味を持てるものを選んでもらうようにする。

他にも、思考を利用するものとして、数を数える、100から7を引く、足し算をする、クロスワードをする、冗談を言う、ゲーム機でゲームをする、コインを50枚投げて1枚ずつ数えながら拾っていく、といった方法がある。

身体を使うものとしては、早足で散歩をする、腹式呼吸をする、膝の屈伸運動をする、その場で体操をする、足でリズムをとる、といったものがある。周囲の迷惑にならない程度に音を立てる、通りすがりの人に時間を聞いたり道を尋ねたりする、一点に注意を集中してその方向に向かって歩くなどの方法がある。

身体感覚を利用する方法として、熱い風呂に入ったり、冷たいシャワーを浴びたり、場合によっては氷水に手を突っ込んだりする。きれいな花を見たり、アロマセラピーを応用して心がやすらぐような匂いをかいだり、ハーブティーを飲んだりしてもいいだろう。信頼できる人の手を握ったり、マッサージをしてもらったりしても、気持ちが切り替わって、気分が楽になる。

認知的リハーサル

段階的課題設定の中で触れた認知的リハーサルというのは、何か行動をしようとするとき、その前に心の中で予習（リハーサル）をするというものである。そのように予習をしておけば、現場でスムーズに行動ができるようになる。私たちの行動は、気持ちの状態によってかなり影響を受ける。人前で話さなくてはならなくなったとき、声が震えてうまく話せないのではないかと考えると緊張してくる。緊張すると身体の動きがぎこちなくなるし、実際に声も震えてくる。自分が予測したことが、それを予測したために起こってしまうことになる。

うつ状態のために考え込んでいる人は、行動に気が向かなくなる。夕食の買い物に出かけても、関係のないいやな考えばかり浮かんできて、買い物に集中できない。実際に何かを買おうとしても、本当にそれを買っていいのか自信が持てず、決めることができない。

夕食を肉料理にしようと思っていても、実際に買うときになると、「今日は子どもがその料理をいやがるんじゃないか」「肉を使うのはぜいたくじゃないか」といった考えが頭に浮かんできて、最終決定ができなくなる。買いたいと思っていた調味料が見つからないときに、店員に聞くこともできない。忙しく働いている店員を見ていると、「こんなことを聞いたら悪いんじゃないか」という考えが起こってくるからである。

このように行動が気持ちの影響を受けるのを避けるために、心の中で実際の行動の予習をしておくようにする。つまり、どのように行動するかをあらかじめ具体的に心の中で思い浮かべるのである。先ほどの買い物の例だと、出かける準備をして、買い物をして、そして帰ってくる、その過程を具体的に頭に思い浮かべる。

そのときに、そのそれぞれの行動をしたときにどのような問題が起きる可能性があるかを、同時に考えてもらう。実際に買い物をしているとき以外にも、起き上がって出かける気になかなかなれない、家を出ると近所の話し好きの人に会って話し込まれてしまう、店の人の世間話につきあわされてしまう、といったいろいろな問題が起こる可能性がある。

そこで、そうした場面をいろいろと想像して、その問題の解決法も考えておくようにする。外に出かけようとしても身体がなかなか動かないときには、「右脚よ動け」といった具合に身体に直接命令する。買い物を決められないときには、何を買うかをあらかじめ決めておくようにする。家を出る前に、スーパーに行って買うものを書き出しておいて、その場で考えなくてもすむようにしておくのである。話し好きの人への対策としては、「ちょっと失礼」と話を切り上げる練習をしておくとよいだろう。

このように心の予習をすることによって、実際の行動でどぎまぎして後でいやな気持ちにならなくてもすむようになるし、緊張することも減ってくる。たとえてみれば、一度入ったことのあるお化け屋敷に入ったり筋のわかった推理小説を読んだりするときのように、楽な感じになれるようにするのである。

10 人間関係：主張訓練

人間関係の特徴：距離の関係と力の関係

人間関係は、うつなどの精神症状に影響している。私たちは、一人で生きていくことはできない。他の人に助けられたり、また自分が助けたりしながら生きている。それは、現実的な面でお互いに助け合うということもあるし、ただそばにいるだけで気持ちが和らいだり、力がわいてきたりという、目に見えない情緒的な面での助け合い、支え合いもある。

逆に、人間関係が不安定になると、精神的にも不安定になってくる。とくに親しい人や信頼している人との人間関係は、精神状態に大きく影響する。その人間関係を活かすためには、人間関係の法則を理解しておくように患者に勧めるとよい。

とくに、「距離の関係」と「力の関係」はわかりやすい。一般に、「距離の関係」は相手に同じような反応を引き出すが、「力の関係」は相手に反対の反応を引き出す。

ここで言う「距離の関係」とは、相手の人との距離の取り方である。人と出会ったときや人と話をするときに笑顔で接すると、相手も笑顔になる。逆に、自分のほうが引いたような態度を取ると、相手の人も引いたような態度になる。このように、「距離の関係」というのは、自分が親しみを持った態度を取ると、相手も親しみを持った態度を取り、自分が敵対的な態度を取ると、相手も敵対的な態度を取るという法則である。

落ち込んだり不安になったりしているときには、意識しないままに、引きこもりがちになっている。そうすると、まわりの人たちは引いたような態度を取るようになって、人間関係の距離が広がっていってしまう。本当は近づいて助けてもらいたいときに、逆に距離ができてしまって、助けてもらいにくくなる。

一方、「力の関係」というのは、自分が弱くなると相手が強く出るようになるという法則である。学校や職場、そして家庭でも、一人が強く出ると、相手の人は弱い態度を取るようになる。逆に弱く出ると、相手は強く出るようになる。職場で、上司が部下を叱りつけているとき、上司が強く出れば出るほど、部下は何も言えなくなる。そうすると、上司はますます強く出るようになってしまう。

うつや不安が強いときには、弱気になりすぎて言いたいことが言えずに後悔することがよくある。そのようなときには、相手からきついことを言われやすくなり、そのために傷ついてしまうことも珍しくない。

安定した人間関係を作るためには、「距離の関係」と「力の関係」に気をつけながら、自分の気持ちや考えを穏やかに、しかしきちんと伝えていくこと、そしてそれをまわりの人たちがきちんと受けとめることが大事になる。

アサーション（主張訓練）

自分の気持ちや考えを穏やかに、しかしきちんと伝えていく方法に、アサーションと呼ばれるものがある。これは、強い言い方と弱々しい言い方の両極端を考え、その中間にあるバランスがとれた言い方を考えだすという方法であり、①「もっと上手に自分の気持ちを伝えられたらよかったのに」と考えた出来事を書き出してみる、②攻撃的な（自分のこ

表 10-1　アサーションを阻害している自動思考の例

「こんなことを言うと相手が気を悪くするに違いない」
「こんなことを言うと嫌われるだろう」
「どうせ言ってもわかってもらえないだろう」
「相手の希望をかなえないと関係が終わってしまうだろう」
「相手のことが好きなら、意見の相違があってはいけない」
「自分のことを思ってくれているのなら、話さなくてもわかってくれるべきだ」
「自分の意見を強く主張しないと、相手にいいようにされてしまう」

とだけを考えた）言い方を書き出してみる、③非自己主張的な（相手のことだけを考えた）言い方を書き出してみる、④望ましい（相手のことも自分のことも思いやった）言い方を考える、というステップからなっている。

自分の気持ちを相手に伝える第一歩は、自分が伝えたい気持ちや考えをはっきりさせることである。そのためには、まず相手の人の考えや気持ちを理解しておくことが大事で、相手の人の話にじゅうぶんに耳を傾けるように勧める。そのように耳を傾けていると、自分が何を伝えたいかが自然にはっきりしてきて、相手の心に届く話ができるようになる。

そのとき、患者は往々にして、「こんなことを言うと相手が気を悪くするんじゃないか」「こんなことを言うと嫌われるんじゃないか」「どうせ言ってもわかってもらえないだろう」など、頭に浮かんだ色々な考えに邪魔されて、本当に伝えたいことを口に出せなくなることがあるので、注意するように伝える（表 10–1）。そうした考えに縛られて自分の考えを自由に表現できなくなっている場合には、認知再構成法が役に立つ。

アサーションでは、まず、「もっと上手に自分の気持ちを伝えられたらよかったのに」と考えた出来事を書き出してみて、自分が何を伝えたいかをはっきりさせる。

次に、それを相手に伝えたほうがよいかどうかを考える。「話さなくてもわかる」ということはないと考えたほうがよいが、口に出してかえって人間関係がぎくしゃくしてくることもある。冷静に、現実を見ながらどうすればいいか考えてみるように勧める。

そして次に、自分の考えや気持ちをどのように伝えればいいかを考えてみる。自分の気持ちをわかってほしいからといって、一方的に強い調子で気持ちを表現したのでは、相手から反発を受けるし（「力の関係」）、自分の真意もよく伝わらない。逆に、あまり気を遣いすぎて曖昧な言い方をしても、気持ちは伝わらない。その中間あたりがよい。

そのためには、まず非常に強いストレートな言い方を、頭の中で考えてみる。実家で家族とともに過ごしているうつ病で休職中のＡさんの例を挙げてみる。食事のときに母親から「調子はどうなの？　そろそろ会社に連絡を取ったほうがいいんじゃない？　何も話してくれないから、お母さんも心配でしょうがないのよ……ねぇ、聞いてるの？」と言われたとする。そのときに、「うるさい！　自分のことは自分で考えるから黙ってて！」（攻撃的な自己表現）と叫び、居間のドアをバタンと閉めて、部屋に駆け込むと、お互いに不愉快な気分になる。

逆に、「自分でもなんとかしなくては……と思ってるのに……。復職について考えるだけでも、今は落ち込んで不安になるの……お願いだからそっとしておいて……」と考えながら、うつむいて「うん……ちゃんと考えてるから……」（非自己主張的な表現）と一言述べると、母親に考えは伝わらない。

したがって、このような両極端の言い方を考え、その両方の言い方を紙に書き出した後で、その中間の言い方を考えて、それを穏やかに言うようにする。

そのとき、以下に挙げる「みかんていいな」というアサーティブな伝え方のコツを念頭に置いておくとよい。

“み”たこと（客観的なこと・状況）
“かん”じたこと（主観的なこと）
“てい”あんする（提案）
“いな”（断られたときの代案を示す）

そのうえで、2つを融合したアサーティブな自己表現を考えてみると、次のようになる。

「今は復職のことを考えるだけでも気持ちが揺れてしまうの。主治医からも今は静養するように言われているんだ（客観的なこと）。お母さんが心配してくれるのは、とてもありがたいと思ってるよ（主観的なこと）。でも、もう少しの間、そっとしてほしいんだ（提案）。具体的になったらお母さんに相談するから。それでいい？（代案）」

このように表現することができれば、お互いにわかり合えて、母親から、現実的に心理的にも支援を受けられる可能性が高くなる。

ここまで準備したところで、自分の気持ちをいつどこで伝えるかを決めて、相手に話をするようにする。そして、実際に伝えた後には、それでよかった点と改善したほうがよい点を振り返ってみるようにする。

なお、話をする前には、自分が話したほうがよいのか、他の人に伝言を頼んだほうがよいのか、メールや手紙を使ったほうがよいのかなど、伝え方についても検討しておくようにする。

こうしたことを考えるときには、そのやりとりを頭の中で思い浮かべて、どのような結果になるか、プラスとマイナスの両面から考えてみるようにする。そのときに、他の人ならどのように言うかを想像したり、信頼している人のことを頭に浮かべて考えてみたり、そうした人に直接意見を聞いたりすると役に立つ。

自分の考えを相手に伝える練習をするときに、治療者や家族、友達など、自分が信頼している人と一緒にそのやりとりを、ロールプレイを通して練習してみるのもよい。ロールプレイでは、問題の場面に実際にいると想定して、関係者の役割をお互いに演じ合う。そのときには、人の話をどのように遮るか、相手にどのように話しかけるかという実際の練習をする。この場合、患者が自分自身の役割を演じることも、逆に相手の役割を演じることもある。

ロールプレイは、自分を主張する場面だけでなく、対人関係場面をどのように理解し、そこでどのように対応するかという練習をする目的でも使える。このようにいろいろな立場を仮に演じることによって、他の人とつきあう練習ができるし、もう一度距離を置いてその場面を見つめ直すこともできる。

また、このように相手の立場に仮に自分の身を置いてみることによって、自分を別の視点から客観的に眺めることができたり、相手がどのように感じるかを推測することができたりして、これまでとは違った新しいものの見方に気づけるようにもなる。

11 スキーマ

スキーマとは

人は意識する意識しないにかかわらず、その状況や自分の態度を自分なりに解釈し、意味づけしており、それによってその個人の行動的および情緒的反応が規定されている。こうした判断は、同じ状況にいれば誰でも同じようにするかというと、決してそうではない。当然のことだが、個人差がある。それは、生まれつきの性格による違いもあるし、それまでに体験してきた成功や失敗、知識として吸収してきたことによっても違ってくる。そのために、同じ体験であっても、判断の仕方が人によってずいぶん違ってくる。こうした判断の違いを作り出しているのが、その人なりの価値基準やものの見方の鋳型、「こころの法則（ルール）」である。それを認知療法では「スキーマ」と呼ぶ。そのスキーマが、考え方や行動を規定するのである。

スキーマというのは、性格のようなものである。人が言うことを正直に受け止めるタイプの人もいれば、まずは疑ってかかるタイプの人もいる。人がどう考えるかよりも自分の考えが大事だと考えるタイプの人もいれば、自分のことは置いておいて人の考えを優先するタイプの人もいる。こうしたスキーマの違いによって、同じ現実でも見え方が違ってくる。

スキーマは、その人の根底にある中核的信念（core belief）（例：私は愛されない、世の中は危険なところ）と、ある状況において生じる条件的な信念（underlying assumption）（If … , then … . 例：人から頼まれたら断ってはいけない、課題に対してはどんな場合も全力を尽くさねばならない）に分けられるが、厳密に区別しくにいことも多く、このプログラムでは、これらを総称してスキーマと呼んでいる。

ここで注意しないといけないのは、スキーマ自体は決して悪いものではないという点だ。スキーマには、前向きのものもあれば、後ろ向きのものもある。

もっとも、前向きのスキーマか後ろ向きのスキーマか、どちらだけしか持っていないということはない。両方のスキーマが混在しているものである。したがって、患者が自分のスキーマを理解して、自分がどのように考える傾向があるかを知っておくことができれば、ストレス場面でうまく自分の力を発揮できるようになるし、再発予防にもつながってくる。

前向きのスキーマというのは、「自分には問題を解決する力がある」「人はお互いに助け合うものだ」「失敗してもやり直すことができる」といったものである。一方、後ろ向きのスキーマというのは、「自分はダメな人間だ」「人は何をするかわからない」「ひとつでも失敗したらおしまいだ」といったものである。こうしたスキーマは、私たちが現実生活をスムーズに送るために役に立っている。

物事が思ったように進まなくなっていても、「頑張ればなんとかなる」「人はお互いに助け合うものだ」「あきらめなければ展望は開ける」と考えられる人は、他の人の力を借りながら、いろいろな手立てを工夫して問題に取り組んでいける。

しかし、「自分はダメな人間だ」「人は頼りにならない」「少しでも失敗したらおしまいだ」と考える傾向の強い人は、少しでもうまくいかないことが起きると気弱になって、落ち込んでしまいやすい。こうした後ろ向きのスキーマは、ほどほどのときには警報機の役割を果たすが、ストレス状況などで、こうしたスキーマのマイナス面が活性化されてくると、つらい気持ちになって、柔軟な考え方や自由な行動が妨げられ、問題にうまく対処できなくなってくる。

スキーマは、関連した特定の状況の中で刺激されやすい。人の評価を気にしやすいスキーマは、他の人から受け入れられるかどうかという場面で強く反応する。仕事の成果を重視するスキーマは、仕事の進展具合の影響を受けやすい。完璧主義のスキーマは、すべてが完璧にはいかない状況で強く表れる。そうすると、現実から心の中に目が向いてしまって、思い込みの世界に入り込みやすくなる。そのために、現実が見えなくなって、つらい気持ちが強くなり、現実の課題を解決できなくなる。

後ろ向きのスキーマの特徴

後向きで非適応的であると判断されるスキーマには、いくつかの特徴がある。

そのひとつが、非現実的で人間性を無視した内容である。「何でも完全にできなくてはならない」「非の打ち所のない完全な身体でなくてはならない」というスキーマの要求は現実的ではない。こうした非現実的な要求が強くなると、当然それを満たせなくなるので、精神的につらくなる場面が多くなる。

第二に、非適応的なスキーマは極端で柔軟性がなく、融通がきかない。「……でなくてはならない」「……しなくてはならない」という絶対的で命令的な形で心に縛りをかけて窮屈になっている。第三に、行動を妨げたり失敗の原因になったりしている。「失敗してはいけない」というスキーマが活性化していると、「失敗したら大変だ」という自動思考が生じてきて、不安が強くなってスムーズに行動できなくなる。

第四に、そのスキーマ通りに行動できないと気持ちが動揺してしまう。「すべての人に愛されていなくてはならない」というスキーマが活性化している場合には、一人の人からちょっと否定的なことを言われただけで絶望的な気持ちになってしまう。

第五に、否定的なスキーマが無条件に受け入れられている。「何でも完全に準備できていないといけない」というスキーマが活性化されている場合には、準備が少しでも不十分だと気になるし、そのように気になるのが当然だと考えて、十分に準備できていない自分を責めることになる。こうした弊害が出ているときに、スキーマに働きかけると、症状が和らぎ、将来のストレッサーへの抵抗力が向上し、再発リスクが減少する。

ベックとワイスマンは、後ろ向きのこころの態度を６つの要素に分けて考えている。その要素の第一は弱さ、つまり「自分は弱い」ということに関係した確信である。「人に助けを求めるのは弱い人間だ」といった気持ちがあると、人に助けを求められなくなる。第二が、完全主義の要素である。「成功しなければ人生をむだに過ごしたことになる」と考えると、少しの失敗も許せなくなる。

第三が、社会的に認められなくなることに関係した要素である。「他の人から認められないと幸せになれない」といった考えが心の底にあると、他の人からなんとか認められようと必死で行動することになる。

第四が、命令型の確信群で、「いつも幸せでなくてはならない」といったように、「……でなくてはならない」「……しなくてはならない」と自分の心に命令をするような心の態度である。

第五が自律的な態度である。「自分の考えは、他の何よりも大切なんだ」という考えが強すぎると、他の人とうまく協調できなくなる。第六の要素は認知に関連したもので、自分の考えと気持ちとの関係をどの程

事実		スキーマ		自動思考
・会話中のあくび	→	私は愛されない	→	・私の話は退屈？
・食事の誘いを断られた	→		→	・私なんかと食事したくないのかな？
・電話も来ない	→		→	・ああ、嫌われた…

図 11-1　スキーマの影響を受けた自動思考の例

度認識しているかによって左右されてくる。「他の人のために傷つけられてしまった」と考えてしまうと、自分でその状況を変えることが非常に難しくなってくる。そのときに、心が傷ついたりがっかりしたりするのは、他の人がそうさせるのではなく、自分の受け取り方でそうなってしまう面があり、自分の考え方を変えることによって他の人の言葉の威力を弱めたり強めたりできる、と考えることができれば、気持ちをコントロールしやすくなる。

スキーマを同定する

次に、スキーマを明らかにするためのポイントについて説明することにする。一般に、スキーマは治療の後期で扱い、終結の作業や再発予防に役立てるようにする。症例の概念化のセクションで触れたように、治療者は治療の早期からスキーマを仮説的に想定しておく必要があるし、治療をスムーズに進めるためには、スキーマに関連した自動思考を取り上げていくようにしなくてはならない。しかし、患者が最初からそうした深い理解をすることは難しいために、スキーマを取り扱うのは、患者が自動思考の同定と検証ができるようになってからにする。

スキーマを取り扱う際には、①自己へのスキーマ（例：「自分は無能だ」「自分は愛されない」）、②他人へのスキーマ（例：「他人は自分のことにしか関心がない」)、③世界へのスキーマ(例:「渡る世間は鬼ばかり」)に分けるとわかりやすい。

スキーマは、私たちが小さい頃からごく自然に受け入れているものであり、ごく妥当なものだと考えているものである。したがって、それをはっきりさせて変えていくのは自動思考の場合よりもずっと難しくなる。

そうしたスキーマを明らかにするには、できるだけ多く過去のデータを集め、繰り返される思考や行動のパターンを知り、それに基づいてスキーマを推測していく必要がある。

その場合、「いつも決まってそのように考える、心の中にあるルールや法則のようなものがありますか?」といった質問を通して、患者がスキーマに気づけるように手助けする。その際には、心理教育を通して、スキーマとはどういうものか、スキーマの同定がなぜ大切なのかなど、スキーマに関することを説明しておくと、患者の協力が得られやすくなる。

患者特有の個人的な主題を知ることも、役に立つ。どのような姿勢で仕事をしているのか、対人関係にどのような特徴があるのか、といったことについて、具体的な記述をもとに考えていくようにする。たとえば、人の不愉快そうな顔に強く反応したり、少し反論されただけで動揺してしまったりする人は、「すべての人からいつも愛されていないと人間失格だ」と考えている可能性がある。

生活史を振り返るのも役に立つ。患者の価値観や人生のモットーについて話し合ったり、趣味、仕事、宗教、文化、教育、読書などが患者に与えた影響について聞いたりしてもよい。価値観を一変させるような体験をしたことがあるかどうかについて尋ねたり、大きな影響を受けた人物を何人かあげてもらいその人たちとの関係の特徴について話してもらったりするのもひとつである。人間関係は、励まされ自信を与えてくれた良い関係もあれば、悩まされ拒絶されるような関係もあり、そうした

表 11-1 “心の法則”リスト　の例

うつでないときの心の法則	うつのときの心の法則
・自分について ときには失敗もするけど人並みの実力はある 苦手な人もいるが、信頼されている方だ	・自分について 自分は無能な人間だ 自分は嫌われ者だ
・人々について ライバルも仲間のうちだ	・人々について この世は弱肉強食だ
・世界観について 馬が合わない人がいてもいい 人生、七転び八起き 夫婦は助け合うもの	・世界観について みんなに好かれないといけない 少しでも失敗したらおしまいだ 家事は妻の仕事

関係を通してどのような考え方をするようになったかを聞くようにする。

強く心に残っている過去の記憶や、気持ちが動揺した場面などをいくつか拾い出してみて、そこに共通点がないか検討してみてもよい。そのときには、楽しかった場面や満足できた場面も思い浮かべてもらう。楽しいものでも苦しいものでも、心に残っているということは、それだけその状況に大きな意味があったと考えられるからである。

これまで記入してきた治療ノートや非機能的思考記録表（コラム）を患者と一緒に振り返って、何度も繰り返される自動思考のパターンやテーマをいくつか取り出すのも有用な手段である。その際は、自分への評価、人間関係、仕事、趣味、行動などの中でとくに自分の弱点になりそうな共通のパターンを見つけ出すようにする。

スキーマの同定には、表 11-2、表 11-3、表 11-4 に示した「下向き矢印法」もよく用いられる。これは、状況や自動思考に患者がどのような意味づけをしているかを、次々と心に問いかけながら探っていく方法である。この「下向き矢印法」を使う場合には、患者を追いつめないように慎重に行う。

表 11-2　下向き矢印法①〈自己へのスキーマ〉の例

状況）	会社で私を残して上司が同僚と食事に行った
	↓
自動思考）	私だけ、上司に誘ってもらえない
	↓
自己について）	私は他人に気遣ってもらえないタイプ
	↓
自己について）	私は、愛されない人間だ

表 11-3　下向き矢印法②〈世界へのスキーマ〉の例

状況）	上司は自分に残業させて食事へ行った
	↓
自動思考）	一般職の女性社員だけ誘われた
	↓
世界について）	私は総合職女性だから誘われなかった
	↓
世界について）	仕事をがんばる女性は、嫌われる

スキーマに挑戦する

スキーマに挑戦して、それをより現実的なものに変えていく場合も、否定的な自動思考を修正していく場合と類似の手法を用いる。つまり、スキーマについて、患者自身が自分に問いかけたり、行動を通してその妥当性を検討したりしていくのを手助けするのである。

スキーマに対して問いかける場合、第一に、そのスキーマのどの点が非現実的かについて考える。その際には、患者のこれまでの経験を振り返ったり、人間には必ず欠点があるという事実をあらためて思い出してもらったりする。

「自分は一生懸命遅くまで仕事をしているのに、同僚はさっさと帰ってしまう。不公平だ」と考えている場合、その奥底には、「自分はいつ

表 11-4　問いかける言葉の例

①	それが本当だとして、自分にとってそれはどういうことだろうか？
②	それは自分にとって、自分の生活にとって、自分の未来にとって、どういう意味を持つのか？
③	そういうことが起こったとして、最悪のことは何だろう？
④	他人が自分についてどう考えているかが、どういう意味を持っているのか？
⑤	他の人について、それはどういう意味を持つのか？
⑥	自分について言えば、それはどういうことか？
⑦	他の人について言えば、それはどういうことか？
⑧	世の中について言えば、それはどういうことか？

（「こころが晴れるノート」創元社より引用）

も、割の合わない立場に立たされている」というスキーマが存在している可能性がある。その場合には、人間は完全に平等ではないし、考え方も違うということや、組織の中ではそれぞれの人の役割や行動が違うということを、現実に即して確認をしていく。

第二に、「不公平だ」という思いや「自分には価値がない」という考えが心の中にある場合、その評価基準を具体的に文章化してみるのも役に立つ。人によっては漠然とそのように考えているだけで、具体的な根拠が何もないこともある。具体的に評価の基準を明らかにすれば、一体何を変えればよいのか、どのように行動すればよいのか、ということがはっきりとしてくる。また、その判断が患者の心の中の個人的なものだということもわかってくる。

自動思考の場合と同じように、その評価はできるだけ多くの方向から行うようにする。そうすると、一つの状況がいくつかの視点から考えられるということがわかってくるからである。たとえば、ある人が、「速く仕事ができない人間はダメだ」というスキーマのために悩んでいる場合には、仕事によって速くしたほうがよいものと、じっくり丁寧にする必要があるものとがあるはずであり、その両方の視点から仕事を評価する必要があるといことに気づけるように手助けしていく。

第三に、スキーマには、役に立つ部分と役に立たない部分とが必ずあるということを認識し、プラス面とマイナス面の両面を考えられるようにする。「すべての人に受け入れられれば幸せだ」というスキーマの影響を受けて、すべての人に受け入れられるよう、人間関係を良くしようと努力するのは大切なことではある。しかし、「すべての人」という極端な考えを持ってしまうと、自分を縛りつけてかえって苦しくなってしまう。しかも、「すべての人に受け入れられないと幸せになれない」と否定的な形で考えるようになると、さらに苦しくなる。人によっては、ウマの合わない人もいるし、考え方の違う人もいる。そうした人とまで完全にうまくやっていくことは不可能である。そのようなときには、スキーマの利点と欠点、つまりどこが役に立ちどこが役に立たないかをはっきりさせて、スキーマの役に立つ部分を伸ばしていくようにすることが重要になる。

第四に、そのスキーマが自分にとってどのような意味を持っているかを患者に考えてもらう。「すべての人に受け入れられないと幸せになれない」というスキーマは、まだ患者に十分な力がなく自信がなかったときに作り出されたものかもしれないが、成長した現時点では、必要な力がつき、患者一人で対処できる能力が備わってきていて、すべての人に受け入れられる必要はなくなっている可能性がある。そのことを確認するためには、患者が持っている力を、もう一度再評価してみてもらうとよい。

行動を通してスキーマに挑戦することもできる。自動思考の場合と同じように、スキーマの妥当性を現実の中で調べていくのである。たとえば、同僚はさっさと帰ってしまう。自分は遅くまで残っていて、割に合わない」と不満を感じている人は、「すべての人に愛されないといけない。反発されたら大変だ」と考えて、同僚に自分の不満を言えないでいるのかもしれない。その場合には思い切って、少し残って仕事を手伝ってほしいと同僚に言ってみるように勧めてもよい。そうした行動を通して相手の反応を見るように勧めるのである。

このように、自動思考の場合と同じように、患者が、客観的事実の中に自分から入り込んでその確信を揺さぶってみると、自分のスキーマがどの程度現実的かを体験的に理解できるようになる。そして、本当に現実に沿った信念や確信を心の中に作り出していくようにする。こうした行動は、新しい基準が妥当であるかどうか検証できるだけでなく、他の人がどのように考えているか知ったり、自分にどのような力があるかを試したりすることができる。

新しく作り出したスキーマに沿った行動は、一度に実行するのでなく、段階的に行うようにする。早く退社する同僚に対しては、してほしい仕事を具体的に伝えて残業をしてほしいと伝えながら、相手がどのように反応するかを見ていくのである。自分のそうした行動に対して同僚が反発したり、自分勝手な行動をとったりするかどうかを確認するのである。もしそうしたことが起こらない場合にはそのままでよいということになるし、仮にそうしたことが起こった場合には、そのことに対処する方法を考えることができる。

このような行動を通して、患者は、自分の心の命令に従わないとどのようなことが起こるかを調べてみる。本当に「……しないといけない」のかを、実際の行動の中ではっきりさせていくのである。その際に治療者は、まず、そうした命令に従わなかったらどうなるかを、患者に予測してもらう。そして、実際に行動しながら、それが実際にはどのようになるかを実験してもらう。「自分の意見を言えば、他の人は怒りだすだろう、自分のことが嫌いになるだろう」と予測したとすれば、逆に自分の意見を表現してみて、本当に怒りだしたり嫌われたりするかを確認するのである。そこで自分の意見が受け入れられるという体験が続けば、少しずつスキーマが修正されてくる。

もちろん、相手が怒りだす可能性は否定できないが、もしそうなった場合には、その問題を解決すればよい。ただ、その際、患者には、自分が意見を言ったからそうなったと短絡的に結論づけたり、「だから私はダメなんだ」と自分の人間性を否定したりしないように注意しておく。ひとつの行動で人間の価値が決まるわけではないことを患者に伝えながら、どこに問題があったかを一緒に考えられれば、表現の仕方や意見を言うタイミング、相手の意見を取り入れる程度などについて、多面的に振り返って改善につなげることができるようになる。

スキーマに挑戦する最終的な目的は、柔軟性のあるスキーマを作り出すことにある。たとえば、「何でも完全にできないとダメだ」「すべての人から愛されないといけない」といった極端な考えを、「上手にできるようにすることは大事だが、生身の人間だからできることもあればできないこともある」「人に愛されることは大切なことだが、すべての人と完全に同じように考えることはできない。仲の良い人でも考え方が違うことがある。意見が違っても、必ずしも喧嘩になるとは限らない。自分の意見を言って、受け入れられる可能性もある。一時的にうまくいかなくなっても、時間がたてば問題が解決することもある」といった柔軟で現実的なスキーマに書き換えることができれば、患者はずいぶん楽になるはずである。また、そのときに、書き換えたスキーマを文章にして残しておいて、後で必要に応じて見返すように勧めてもよい。

12 治療の終結

症状が軽快し中核スキーマが修正されれば治療者以外の人間関係が発展し、さほど苦痛を感じずに治療から離れていけるようになる。この段階では、それまでの治療の経過を振り返り、治療を通して獲得したことを再確認し、治療中にやり残したことや治療後に出合う可能性のある問題について話し合う。

治療回数が決まっている場合には、治療者は、「治療も残り２回になりました。これまでの治療を振り返りながら、今後どのようなことが大事かについて話していきましょう」と言って、終結に向けてのセッションでどのようなことをするかを患者と一緒に話し合うようにする。

治療経過について振り返る場合には、「治療を始めたときに比べて、うつが随分よくなりましたね。一体何が良かったのでしょうか？」「どのようなことが役に立ったと思いますか？」と問いかけて、治療を通じて身につけたスキルに患者自身が気づいて報告できるように話を進めていく。

このように変化した点について話し合うときには、気分や状況が改善したのは、患者自身が主体的に考え方や行動を変化させたためだということに気づけるようにする。患者によっては、治療者や薬の力で改善したと考える場合がある。その際には、患者の気持ちを受け入れる一方で、「私がアドバイスした点もありましたが、考え方や行動を実際に変えたのは○○さんでしたね？」と言いながら、患者自身が変化に向けて考え、行動したことを思い出させるようにする。

この過程で治療中に使ったツールや技法を復習し、「この方法は、今後も、つらくなったときや、問題にぶつかったときに使うことができます」と言って、こうしたスキルが、うつ的になったときにはもちろん、気持ちが動揺したときなど、将来にわたってずっと使えることを伝える。そのためには、「つらい気持ちになったときに、自動思考を検討することや、人間関係や問題解決法が、ずいぶん役に立ちましたね」と言いながら、実際にそのスキルが役に立った場面を、患者に思い出してもらうようにする。

なお、終結期には、治療者から離れて独り立ちしていくことに対する不安が強まるものである。そこで、「治療終了と聞くとどんなことが頭に浮かびますか？」「何か具体的に心配なことはありますか？」と、患者の考えや気持ちを尋ねるようにする。そして、終結の不安を感じることは自然だということを伝え、不安が強くなったときにどのようなことができるかについて話し合うようにする。

また、こうした場合は「一人になったら何もできない」「うつ病が再発したらどうすればいいんだろう」といった極度に否定的な認知が再活性化されていることが多いので、それについて話し合い、必要に応じて認知の修正の作業を行うようにする。そして、患者の主体性を尊重しながら終結の時期を決めていく。

もちろん、うつ病が再発する可能性を否定することはできない。そのことは患者に率直に伝え、悪化した場合の対処法を検討しておく。つまり、「具合が悪くなったとき、今までの経験を生かして、すぐに対処できる準備をしましょう」と言って、再燃したときの対応方法について話し合う。これは、治療で身につけたスキルを振り返って定着させることになるし、うつ状態に直結しない場合でも、ストレス状況に置かれたときに患者がそこを上手に切り抜けるための手助けにもなる。

また、一時的な気分の波をうつ病と間違えて焦らないように伝え、「今後、うつ症状が出そうになったときにどう対処するか、前もって考えておきましょう」と話し、治療で身につけたスキルを治療ノートに書きとめておいて、必要に応じて利用するように勧める。

将来に向けて具体的な心配事がある場合は、その対策について考える。また、「困ったとき、誰か相談できる人はいますか？」と語りかけるなどして、自分一人で頑張りすぎないように伝える。

最後に、治療が終わっても常に治療者のところに来ることができることを伝える。それによって、患者は、サポートされ続けていると思うことができる。いつでも治療者のもとに帰ることができるという安心感があるからこそ、患者は自立していけるようになる。

こうして、認知療法・認知行動療法は終結を迎えることになる。

付　録

付録 1

コンピュータ認知療法・認知行動療法

国の内外で注目を集めている認知療法・認知行動療法であるが、わが国でも諸外国でも、習熟した治療者の数が限られており、それに伴う医療施設間や地域間の格差をどのように解消するかが大きな課題となっている。その解決策のひとつが精神療法家の育成であり、もう一つの解決策が先端技術を活用する方法である。先端技術としては、コンピュータのプログラムとその自動応答機能を利用して心理教育や精神療法を行うコンピュータ活用認知療法・認知行動療法がある。これは、独立したコンピュータ、インターネット、ゲーム機、自動応答電話などを利用して行う精神療法である。(Marks IM, Cavanagh K, and Gega L: Hands-on Help: Computer-aided Psychotherapy (Maudsley Monographs), Psychology Pr, 2007)

このようにコンピュータ活用精神療法が活用されるようになった背景には、その有効性が実証され、通常診療に導入することで、治療の効果を犠牲にせずに医療者が面接にかける時間を大幅に短縮することができるという利点が確認されたことがある。また、開発や導入の費用が軽減し利用しやすくなって、費用対効果が改善したことも普及の理由として挙げられる。ただ、コンピュータ活用精神療法は、自動応答機能が含まれてはいるが、ユーザーが一人で利用する場合にはコンプライアンスが低いために、治療者や専門家の支援を受けながら行う（clinician-assisted computerized cognitive behavior therapy：CaCCBT）が望ましいとされている。

コンピュータ活用精神療法は、2009 年 11 月時点では、少なくとも 97 のコンピュータ活用精神療法システムを用いた介入の効果に関して 184

の研究論文が発表されている。そのうち約半分が米国、残りは英国、スウェーデン、オーストラリアからの発表である。また、こうした研究のおよそ3分の1はインターネットを基盤としたものであり、200近い研究論文のうち100以上が無作為対照試験（randomized controlled trial：以下RCT）による研究である。

こうした研究の結果、コンピュータ活用精神療法の有効性が実証され、2002年時点ではコンピュータ活用精神療法はエビデンスが十分ではないとして通常診療として認めていなかった英国の国立医療技術評価機構（NICE）が、2006年には、国家機関として世界ではじめて、軽症から中等症のうつ病に対するBeating the Blues（http://www.beatingtheblues.co.uk/）と恐怖症、パニック、不安に対するFear Fighter（http://www.fearfighter.com/）が効果があるとして公的に推奨し、診療報酬の対象とされるにいたった。その後、NICEは、強迫性障害に対するOCFighter'（BTSteps）についても、その有効性を公式に認めた。

うつ病に対しては、1990年以降、少なくとも9つのコンピュータ活用精神療法システム（オーストラリア：1、スウェーデン：1、英国：2、米国：4、英国と米国の合同によるもの：1）が開発されており、それらのうち5つはコンピュータシステム、1つは音声自動応答装置、3つはインターネットシステムを利用して行われている。こうしたうつ病へのコンピュータ活用精神療法システムの効果に関しては、少なくとも12のオープン試験、1つの非RCT、9つのRCTによって検証が行われている。被験者は、外来患者、入院患者、初診患者、非選別のウェブサイト訪問者など様々であるが、その結果は十分に満足のいくものである。とくに、治療者の支援を受けながら行うCaCCBTは、対面式の認知療法・認知行動療法に匹敵する効果があることが報告されている。

コンピュータ活用精神療法プログラムに関する研究成果が報告されている主な精神疾患と開発国は、うつ病以外に次のようなものがある：恐怖症・パニック障害（オーストラリア、カナダ、スペイン、スウェーデン、英国、米国)、強迫性障害（米国、英国)、全般性不安障害（オーストラリア、スウェーデン、英国、米国)、心的外傷後ストレス障害（オランダ、米国)、食関連障害（米国、オーストラリア、ドイツ、スウェーデン、英国)、喫煙（米国、英国、アイルランド、スイス)、アルコール（米国、カナダ、オランダ、ニュージーランド、英国)、違法薬物(米国)、頭痛・腰痛（スウェーデン)、火傷の頭痛（米国)、耳鳴り（スウェーデン)、不眠（スウェーデン)、時差ぼけ（米国)、性障害（カナダ)、統合失調症（米国、スコットランド、スウェーデン)、小児思春期(英国、米国、オーストラリア)、等。

一方、わが国ではコンピュータ活用精神療法は医療場面ではまだ利用されておらず、研究も学会発表数件のみという状況にある。そのようななか、筆者は2008年11月に携帯電話を利用したセルフヘルプ用の認知療法活用モバイルサイト「うつ・不安に効く.com」を監修、開設した。最初に携帯を活用することを筆者が考えたのは、パーソナルコンピュータと違っていつでもどこでも、患者が動揺したそのときに利用できるという即時性と、非常にパーソナルなツールであることから個人的な空間のなかで悩みに対処できるという個別性に利点を生かすことを考えたためである。

その後、400件以上の内容を解析した結果、約8割の利用者が有用性を実感していることがわかり、2010年4月には、より多くの人に使ってもらえるように、ウェブ版「うつ・不安ネット」を開設した（アドレスはともにhttp://cbtjp.net)。

このモバイルサイトは、認知療法に関する全般的な情報を提供するとともに、利用者が情報を書き込んで考えや問題を整理できるようになっているだけでなく、その情報をもとに利用者に役立つ形で情報が返信される機能が盛り込まれている。もちろん、このサイトは独立で治療手段になるものではなく、日常生活のなかで体験する悩み、うつや不安に対処するスキルを身につけることを目的として開発したものである。しかし、今後医療関係者が治療のなかで活用することができるようになるのが望ましいと考えており、医療機関で補助的に使えるパッケージを開発中である。また、企業でのセルフケアや復職支援で活用できるプログラムについての研究も進めている。

筆者が監修しているサイトは、J. Rush らが開発したうつ病評価尺度 Quick Inventory of Depressive Symptomatology（Self-Report）（QIDS-SR）日本語版を、翻訳者の藤澤らの許可を得て自動評価できるようにしたセクションがトップページにあるが、これは、利用者が自分のうつの状態を判断して医療機関を受診する目安を提供するためである。

次に、主要な認知行動療法の技法を利用できるセクションが続いている。それは「思考バランスをとってこころを軽くする技術～考え方を切り替えてバランスをとる７つのステップ」（認知再構成法）、「行動を通してこころを軽くする技術～行動で気持ちを刺激する７つのステップ」（行動活性化法）、「期待する現実をつくり出してこころを軽くする技術～期待と現実のギャップを埋める７つのステップ」（認知行動分析システム精神療法 CBASP の状況分析）、「問題を解決してこころを軽くする技術～問題解決能力を高める７つのステップ」（問題解決技法）、「リラックスする技術～こころとからだの緊張をほぐす」（リラクセーション）、「自分を伝えてこころを軽くする技術～アサーション能力を高める７つのステップ」（主張訓練法）、「こころの法則を書き換えてこころを軽くする技術～考え方のクセを根本から変える７つのステップ」（スキーマ療法）である。

「認知再構成法」のセクションでは、利用者が自動思考に対する根拠と反証を書き込めば、それをコンピュータが解析して適応的思考が返信されてくるようになっている。そして、そのコンピュータ版の適応的思考を利用者がさらに自分に合った形に書き換えていくことで、バランスのとれたしなやかな思考法を身につけることができるようになっている。

このほかにも、「行動活性化」のセクションでは、利用者が書き込んだ活動のうち、とくに達成感や楽しみを感じた活動を自動的にリストアップして返信する機能や、問題解決技法のセクションで、効果的で実行可能性のある解決策をリストアップして返信する機能など、自動的に情報が返信されるようになっている。モバイルサイトは基本的に情報提供するものが大半だが、このように利用者が両方向に利用できることも本サイトの特徴となっている。この他に、筆者のコラムが毎週配信されたり、認知療法・認知行動療法やうつ病、不安障害の詳しい解説を読んだりすることができるようになっている。

さらにウェブサイトでは、この他に、「こころ日記」を使って自分の心に目を向けながら毎日の生活を整理する、「こころ温度」を利用して気分の変化を振り返り、さらに「行動活性化」のセクションの「こころの天気図」を使ってやりがいや楽しみを感じられる活動、逆に自分がつらくなる活動の一覧を作成して、今後の計画を立てる手助けをする。また認知療法のスキルが映像でわかりやすく紹介されたりしていて、うつ病の本人はもちろん、その周囲の人たちに役立つ情報が配信されるようになっている。

認知療法・認知行動療法活用
ウエブ&モバイルサイト

http://cbtjp.net

付録２

認知行動療法事例定式化ワークシート

患者名：　　　　　　　　　　　　　　　　　日付：

診断／症状

形成期の影響：

状況的な問題：

生物学的、遺伝学的、および医学的要因

長所／強み：

治療の目標：

出来事１	出来事２	出来事３

自動思考	自動思考	自動思考
情動	情動	情動
行動	行動	行動
スキーマ		
作業仮説		
治療プラン		

付録３

認知療法・認知行動療法 治療計画書（概念化シート）

患者氏名：　　　　　　　　　　（男・女）ID：

生年月日：大・昭・平　　　年　　　月　　　日生　　　（　　歳）

診断（DSM-IV） Ⅰ軸＿＿＿＿＿＿（コード：＿＿） Ⅱ軸＿＿＿＿＿＿（コード：＿＿） Ⅲ軸＿＿＿＿＿＿	 Ⅳ軸＿＿＿＿＿＿ Ⅴ軸（GAF）：＿＿＿＿ 現在のうつ症状重症度：QIDS-SR16＿＿＿点

現在の状況的な問題（状況的要因）

身体疾患の既往歴、家族歴（生物学的・身体学的要因）

患者の長所／強み

スキーマ仮説（心の法則）
作業仮説
今回の認知療法・認知行動療法の治療目標 治療計画

認知的アプローチ 行動的アプローチ	薬物療法 環境調整（休養含む）

付録 4

自動思考記録表（コラム）—記入用—

① **状況** ・ いつのことか？ ・ どこにいたか？ ・ 誰と一緒にいたか？ ・ 何をしていたか？	
② **気分（%）** ・ 気分を一言で	
③ **自動思考** ・ その時に頭に浮かんでいたことはなんですか？ ・ その時に頭に浮かんでいたイメージや記憶はありましたか？	
④ **根拠** ・ 事実を確かめて、客観的に考える「そう考える理由（証拠）は？」 ・ 自動思考を裏づける根拠となる事実を書く（相手の心を読むような勝手な思い込みや事実の解釈は避ける）	
⑤ **反証** ・ 自動思考とは矛盾する事実を書き出してください	

⑥ 適応的思考 ・ 根拠と反証を“しかし”でつないでみましょう ・ 最悪のシナリオ／最良のシナリオは？ …現実的なシナリオは？ 1. 第三者の視点から ・ 「他の人が同じ立場にいたらなんて言ってあげるだろう？」 ・ 「○○が聞いたらどうアドバイスしてくれるだろう？」 2. 経験を踏まえて ・ これまでに同じような体験をしたことは？　その時にどのようなことを考えたらラクになりましたか？ 以前の経験から学んだことで役に立ちそうなことは？ 3. もう一度冷静に ・ 見逃していることはないでしょうか？ ・ 自動思考と矛盾する出来事はないでしょうか？ ・ 自分の力だけではどうしようもない事柄について、自分を責めていませんか？	
⑦ 今の気分（%）	

付録5　DVD解説

本書に添付したDVDは、うつ病治療に取り組まれている一般臨床家の方々に認知療法・認知行動療法を知っていただきたいと考えて、平成13年（2001年）に旧藤沢薬品工業（現アステラス製薬）の協力を得て、作成したものである。

DVDの内容は、認知療法・認知行動療法の解説とロールプレイとで構成されている。ロールプレイは、私（大野）がシナリオを考え、精神科医の百瀬知雄先生が患者役を担当して撮影した。

ロールプレイの最初の場面では、うつ病の病名を伝えて抗うつ薬を処方する際に、治療へのアドヒアランスを高める目的で認知療法・認知行動療法の技法を用いるとともに、認知療法・認知行動療法への導入を図っている。このやりとりを見ていただくと、認知療法・認知行動療法が決して特別なものではなく、一般の外来診療にも応用可能であることを理解していただけるものと思う。

次の場面は、職場での人間関係の悩みに耳を傾けながら認知再構成を行っていく内容になっている。認知再構成法は、口頭でもできるが、思考記録表（コラム）を使用することも多い。このDVDでは、アーロン・ベックの現法にのっとって、5つのコラムを用いているが、患者が手技に慣れるまでは「根拠」と「反証」を加えた7つ（ないしは8つ）のコラムを使う場合があることは、本書（70頁）で説明したとおりである。

そして、最後に完璧主義のスキーマに挑戦する場面が収められている。この段階になるとずいぶん状態が改善していることがわかるように、患者役の服装も明るくしてある。

もちろん、DVDのロールプレイはシナリオに沿ったもので、面接がこのようにスムーズに進むことは少ない。また、後で見直してみると、私の面接には不十分な点が多々あって恥ずかしい気持ちもある。しかし、そのような不足も読者の皆様が議論の対象にしていただける材料になると考え、また認知療法・認知行動療法のおおよその雰囲気を感じていただければとも考えて、本書に添付させていただいた。

◆著者略歴◆

大野　裕（おおの　ゆたか）

1978年　慶應義塾大学医学部　卒業
同　年　慶應義塾大学医学部精神神経科学教室
1985～88年　コーネル大学医学部 visiting fellow
1988年　ペンシルベニア大学医学部 clinical visit
1989年　慶應義塾大学医学部精神神経科　専任講師
2002年4月1日～　慶應義塾大学教授（保健管理センター）
（医学部 兼担教授；精神神経科学教室、衛生学・公衆衛生学教室）

所属学会役員
日本認知療法学会理事長
アメリカ精神医学会 distinguished fellow
Academy of Cognitive Therapy fellow、他

編著書、訳書
「認知療法・認知行動療法活用サイト」（http://cbtjp.net）（監修）
『こころが晴れるノート：うつと不安の認知療法自習帳』（創元社）
『「うつ」を治す』（PHP新書）
『不安症を治す：対人不安・パフォーマンス恐怖にもう悩まない』（幻冬舎新書）
『うつを生かす』（星和書店）
『認知療法：精神療法の新しい発展』（アーロン・T・ベック著、岩崎学術出版社）
『アーロン・T・ベック：認知療法の成立と展開』（マージョリー・E・ワイスパー著、創元社）

協力

藤澤大介（国立がんセンター東病院）
中川敦夫（国立精神神経医療研究センター）
菊地俊暁（慶應義塾大学）
佐渡充洋（慶應義塾大学）
田島美幸（慶應義塾大学）

認知療法・認知行動療法 治療者用マニュアルガイド

2010年 9 月17日　初版第 1 刷発行
2012年 7 月24日　初版第 2 刷発行
2016年 1 月21日　初版第 3 刷発行

著　者　大 野　裕

発行者　石 澤 雄 司
発行所　株式会社 星 和 書 店
〒168-0074　東京都杉並区上高井戸 1-2-5
電話　03（3329）0031（営業部）／03（3329）0033（編集部）
FAX　03（5374）7186（営業部）／03（5374）7185（編集部）
http://www.seiwa-pb.co.jp

　Printed in Japan　ISBN978-4-7911-0749-0